Thera-Band® und Bodytrainer Tubing

Aus Gründen der besseren Lesbarkeit haben wir uns entschlossen, durchgängig die männliche (neutrale) Anredeform zu nutzen, die selbstverständlich die weibliche mit einschließt.

Das vorliegende Buch wurde sorgfältig erarbeitet. Dennoch erfolgen alle Angaben ohne Gewähr. Weder die Autoren noch der Verlag können für eventuelle Nachteile oder Schäden, die aus den im Buch vorgestellten Informationen resultieren, Haftung übernehmen.

Wo Sport Spaß macht

Horst Meise & Gesine Ratajczyk

Thera-Band® und Bodytrainer Tubing

Aus der Praxis für die Praxis

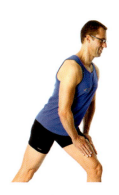
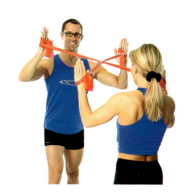
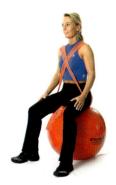

Meyer & Meyer Verlag

Papier aus nachweislich umweltverträglicher Forstwirtschaft.
Garantiert nicht aus abgeholzten Urwäldern!

Thera-Band® und Bodytrainer Tubing

Bibliografische Information der Deutschen Nationalbibliothek
Die Deutsche Nationalbibliothek verzeichnet diese Publikation in der Deutschen
Nationalbibliografie; detaillierte bibliografische Details sind im Internet über
<http://dnb.d-nb.de> abrufbar.

Alle Rechte, insbesondere das Recht der Vervielfältigung und Verbreitung sowie das Recht der Übersetzung, vorbehalten. Kein Teil des Werkes darf in irgendeiner Form – durch Fotokopie, Mikrofilm oder ein anderes Verfahren – ohne schriftliche Genehmigung des Verlages reproduziert oder unter Verwendung elektronischer Systeme verarbeitet, gespeichert, vervielfältigt oder verbreitet werden.

© 2007 by Meyer & Meyer Verlag, Aachen
2. Auflage 2008
Adelaide, Auckland, Budapest, Cape Town, Graz, Indianapolis,
Maidenhead, New York, Olten (CH), Singapore, Toronto
Member of the World
Sport Publishers' Association (WSPA)
Druck: B.O.S.S Druck und Medien GmbH
ISBN 978-3-89899-372-2
E-Mail: verlag@m-m-sports.com
www.dersportverlag.de

Inhalt

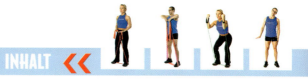

Vorwort 7

Einleitung 8

1	**Thera-Band® – das elastische Übungsband**	**.........................9**
1.1	Herstellung und Pflege des Übungsbandes	9
1.2	Auswahl der richtigen Bandstärke und -länge	11
1.3	Trainieren mit dem Übungsband	11
1.4	Wicklungen und Fixierungen des Übungsbandes	12
1.5	Hilfreiches Zubehör beim Training mit dem Übungsband	15
2	**Training mit elastischen Übungsbändern**	**.........................17**
2.1	Zieldefinition	17
2.1.1	Bevor Sie mit dem Training beginnen	17
2.2	Trainingssteuerung	20
2.2.1	Grundprinzipien des Trainings	20
2.2.2	Wie kann die Belastung variiert werden?	22
2.3	Krafttraining	24
2.3.1	Ziele im Krafttraining	24
2.3.2	Krafttrainingsmethoden	26
2.3.3	So finden Sie Ihren richtigen Trainingsplan	26
2.3.4	Allgemeine Tipps zum Krafttraining	28
2.3.5	Exkurs zum Thema Muskelkater	31
3	**Verschiedene Programme**	**..33**
3.1	Bewegungspausen am Büroarbeitsplatz	33
3.2	Übungen für eine aufrechte Körperhaltung	44
3.2.1	Übungsauswahl im Sitzen auf dem Gymnastikball oder auf einem Stuhl	45
3.2.2	Übungsauswahl im Stand	52
3.3	Zwei Ganzkörperprogramme	59
3.4	Übungen für Bauch, Beine und Po	60
3.4.1	Übungsauswahl im Stand mit Beinmanschetten	61
3.4.2	Übungsauswahl im Stand nur mit dem Übungsband	69
3.4.3	Übungen mit dem Übungsband im Unterarmstütz	72

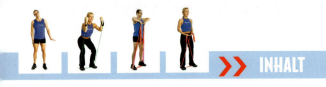

INHALT

3.4.4	Übung im Sitz	74
3.4.5	Übung in der Seitenlage	75
3.4.6	Übungen in der Rückenlage	76
3.5	Anregungen für das Training in der Gruppe	78
3.5.1	Das energiereiche Ganzkörper-Kräftigungs-Workout mit dem Bodytrainer Tubing	78
3.5.2	Übungsabfolge im Ganzkörper-Kräftigungs-Workout	79
4	**Übungsabfolgen für einzelne Körperregionen**	**105**
4.1	Übungen für die obere Körperhälfte	105
4.2	Übungen für die untere Körperhälfte	124
4.3	Anregungen für Partnerübungen	131
5	**Dehnpositionen für die einzelnen Muskelgruppen**	**139**
6	**Glossar**	**146**
7	**Literatur**	**148**
	Bildnachweis	**149**

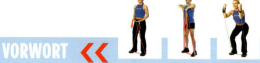

Vorwort

Beim Thera-Band®-Übungsband und beim Bodytrainer Tubing handelt es sich um elastische Widerstandsgeräte, die eine hohe Akzeptanz sowohl in therapeutischen Einrichtungen und Kliniken als auch im Fitnessstudio und Vereinsbereich genießen. Diese Trainingsgeräte, bekannt auch als kleinstes Fitnessstudio, sind leicht zu transportieren und sehr vielseitig anwendbar. Auf Grund unserer Tätigkeiten als Trainer, Ausbilder, Presenter und Referent konnten wir in zahlreichen Lehrgängen und Kongressen den Einsatz des Übungsbandes und Tubings aufzeigen und unser Repertoire durch Kollegen, wissenschaftliche Studien und Einsätze in unterschiedlichen Anwendungsbereichen erweitern.

Mit diesem Buch möchten wir allen Interessenten die Vielfalt und leichte Anwendbarkeit von Übungen mit den Thera-Band®-Materialien aufzeigen. Wir danken allen Kollegen und Teilnehmern unserer Seminare und Workshops für ihre Beiträge, Anregungen und wertvollen Tipps. Alle Übungen sind somit praxiserprobt.

Wir bedanken uns bei der Firma Ludwig Artzt für die wertvolle Unterstützung und sehr bereichernde Zusammenarbeit. Insbesondere geht unser Dank an Philipp Artzt, unseren Fotografen, für seine professionelle Arbeit!

Gesine Ratajczyk   *Horst Meise*

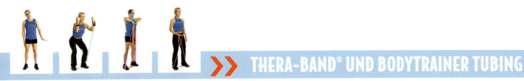

THERA-BAND® UND BODYTRAINER TUBING

Einleitung

Das Buch versteht sich als ein umfangreicher Leitfaden die Handhabung und das Training mit dem Thera-Band®-Übungsband und dem Bodytrainer Tubing betreffend. Es richtet sich an alle fitnessinteressierten Laien, Übungsleiter und Trainer oder solche, die es werden wollen.

Zunächst werden Wicklungen, Fixierungen und Eigenschaften des vielseitig im Einzeltraining und Gruppentraining einsetzbaren Übungsbandes detailliert in Text und Bild erklärt.

Im zweiten Kapitel gibt es hilfreiche Informationen zur individuellen Belastungsdosierung, um definierte Trainingsziele zu erreichen. Die weiteren Kapitel sind so aufgebaut, dass eine Auswahl nach fachlichen Interessengebieten erfolgen kann:

- Programme zur Aktivpause am Büroarbeitsplatz
- Programme zur aufrechten Körperhaltung
- Ein Training von Kopf bis Fuß
- Anregungen für Partnerübungen
- Übungsvielfalt für Bauch, Beine und Po
- Übungsanregungen zum Training in der Gruppe
- Trainingsanregungen, geordnet nach Extremitäten

Alle Kapitel lassen sich unabhängig voneinander lesen und anwenden. So findet der Heimsportler fertige Programme zum Trainieren und der Übungsleiter und Trainer einen riesigen Übungspool für seine Kursstunden und das Einzeltraining.

Jede Übung wird im Foto mit Ausgangs- und Endposition gezeigt und die Durchführung sowie die trainierte Muskulatur beschrieben.

Wir haben in diesem Buch aus Gründen der besseren Lesbarkeit die männliche Anrede gewählt.

Die elastischen Widerstandsgeräte laden zu einer großen Variationsbreite von Übungen ein und wir freuen uns, wenn Sie einige Anregungen mitnehmen und Spaß an der Umsetzung finden.

DAS ELASTISCHE ÜBUNGSBAND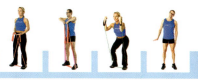

1 Thera-Band® – das elastische Übungsband

1.1 Herstellung und Pflege des Übungsbandes

Der Markenname Thera-Band® wurde 1978 von „The Hygenic Corporation" in Akron, Ohio, USA, eingeführt. Mittlerweile ist er international, insbesondere bei Physiotherapeuten und Trainern, anerkannt und steht für Qualität durch permanente Forschung und Produktentwicklung.

Das Thera-Band®-Übungsband ist ein Naturprodukt aus 100 % reinem Latex. Das Material wurde nach der Herstellung mit Talkum versehen und muss auch im Gebrauch regelmäßig mit Talkum oder Puder gepflegt werden. Die Haltbarkeit des Übungsbandes hängt von der sachgemäßen Behandlung ab:

- Risse und Löcher durch z. B. Schmuck oder scharfkantige Turnschuhsohlen vermeiden, da das Übungsband reißen könnte.

- Das Übungsband in einer Tasche oder Schachtel aufgerollt lagern und somit vor direktem Licht und Hitzeeinwirkung schützen.

- Regelmäßig pudern, um die Dehnfähigkeit zu erhalten.

- Verschmutzte Übungsbänder lassen sich einfach mit Wasser und Seife reinigen und sind nach dem Trocknen und Pudern wieder einsatzbereit.

- Das richtige Zubehör vereinfacht das Training und schont das Band.

Erhältlich ist das Thera-Band®-Übungsband in acht verschiedenen Widerständen. Die Widerstände sind durch Farben gekennzeichnet und bieten so eine gute Orientierung bei der Auswahl einer adäquaten Belastungsintensität für den Trainierenden. Diese Farbkodierung ist bei allen Produkten der Firma Thera-Band® durchgängiges Prinzip (weiteres Beispiel siehe auch Bodytrainer Tubing).

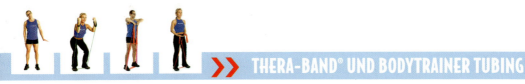

Widerstand in kg / Dehnung in %	Gelb	Rot	Grün	Blau	Schwarz	Silber	Gold
25 %	0,5	0,7	0,9	1,3	1,6	2,3	3,6
50 %	0,8	1,2	1,5	2,1	2,9	3,9	6,3
75 %	1,1	1,5	1,9	2,7	3,7	5,0	8,2
100 %	1,3	1,8	2,3	3,2	4,4	6,0	9,8
125 %	1,5	2,0	2,6	3,7	5,0	6,9	11,2
150 %	1,8	2,2	3,0	4,1	5,6	7,8	12,5
175 %	2,0	2,5	3,3	4,6	6,1	8,6	13,8
200 %	2,2	2,7	3,6	5,0	6,7	9,5	15,2
225 %	2,4	2,9	4,0	5,5	7,4	10,5	16,6
250 %	2,6	3,2	4,4	6,0	8,0	11,5	18,2

Abb. 1: Farbwahl und Belastung je nach Dehnung des Übungsbandes (modif. nach Page, 2006, S. 13)

Amerikanische Studien belegen deutlich die positiven Trainings- und Therapieerfolge.

Studienergebnisse zeigen u. a. folgende Effekte:

- Kraftzuwachs
- Verbesserung der Körperbalance
- Sturzprophylaxe
- Verbesserung der Körperhaltung
- Verbesserung der Mobilität und Flexibilität
- Verminderung von Bewegungseinschränkungen
- Verminderung von Schmerzen
- Steigerung der Ausdauer
- Positive Auswirkung auf den Blutdruck

(vgl. Page, 2006, S. 13)

DAS ELASTISCHE ÜBUNGSBAND

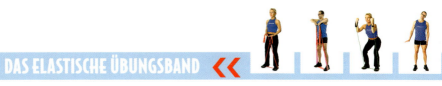

Mit der Bandstärke ist der Dehnungswiderstand des jeweiligen Übungsbandes gemeint.

Der Dehnungswiderstand beschreibt die Kraft, die wir aufbringen müssen, um das Übungsband in eine bestimmte Länge zu bringen. Diese hängt von der prozentualen Ausdehnung des Übungsbandes ab. Wird beispielsweise ein rotes Übungsband mit einer Ausgangslänge von 50 (75) cm auf 100 (150) cm gedehnt, so entspricht die prozentuale Dehnung/Verlängerung 100 %. Die Bezeichnung: „Systems of Progressive Exercise" kennzeichnet den geradlinigen (linearen) Kraftanstieg der Widerstandsprodukte.

1.2 Auswahl der richtigen Bandstärke und -länge

Die richtige Bandstärke und damit Bandfarbe richtet sich nach dem entsprechenden Trainingszustand. Eine Übung sollte mit dem elastischen Band 15-20 x wiederholt werden können. Die Erfahrungen aus der Praxis haben gezeigt, dass das beige und gelbe Übungsband am besten Anwendung in der Rehabilitation nach Verletzungen und bei Senioren finden. Im Trainingsbereich bietet sich für Frauen das rote und grüne Übungsband an. Männer kommen in der Regel mit dem grünen und blauen Übungsband gut zurecht und erst im gut trainierten Zustand wird auch das schwarze Übungsband gewählt. Die Farben Silber und Gold finden ihren Einsatz vorwiegend im Leistungssport.

Das einzelne Übungsband ist im Fachhandel und Sanitätshaus mit 2,5-3,0 m Länge zu erwerben. Diese Länge reicht aus, um alle nachfolgend vorgeschlagenen Übungen gut durchzuführen.

1.3 Trainieren mit dem Übungsband

- Die Übungen mit dem Übungsband sind jeweils in der Ausgangs- und Endstellung dargestellt. Schauen Sie sich die Übung genau an und stellen Sie sich den Ablauf vor.

- Grundsätzlich ist immer auf eine korrekte Haltung zu achten, sowohl in der Anfangsstellung, bei der Durchführung – als auch zum Ende der Bewegungsausführung.

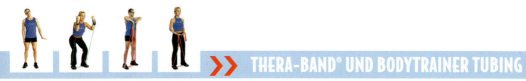

THERA-BAND® UND BODYTRAINER TUBING

- Jede Übung beginnt mit einem leicht vorgespannten Übungsband. Diese Bandspannung dient in erster Linie der Gelenksicherung.
- Die Zugrichtung des Übungsbandes hat deutlichen Einfluss auf die beanspruchten Muskelgruppen und das Gelenksystem. Es muss somit der Winkel zwischen Band und trainierendem Körpersegment (Arm, Bein) beachtet werden. Bei 90° ist der Widerstand maximal. Unter 30° greift kein effektiver Trainingswiderstand. (nach Geiger & Schmid, 2004, S. 15).
- Grundsätzlich sollte das Training im schmerzfreien Zustand stattfinden. Treten Schmerzen auf, legen Sie eine Pause ein. Bei wiederholt auftretenden Schmerzen sollte ärztlicher Rat eingeholt werden.

1.4 Wicklungen und Fixierungen des Übungsbandes

Grundsätzlich wird vor jedem Training das Übungsband auf Löcher oder Risse untersucht und gegebenenfalls ausgetauscht.

Das Übungsband wird immer doppelt um die Hand bzw. den Fuß gewickelt. Ein Abrutschen lässt sich so vermeiden.

 Fixierung an den Händen

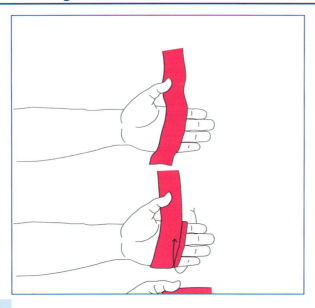

Wicklung in der Hand
Das Band wird flach in die Hand gelegt mit dem Ende des Übungsbandes zum kleinen Finger. Das Band wird nun um die Hand gewickelt und mit dem Daumen fixiert.

DAS ELASTISCHE ÜBUNGSBAND

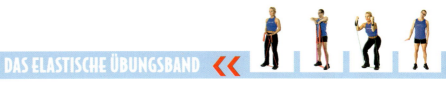

Wicklung mit beiden Händen
Das Band wird flach, mehr als schulterbreit, in beide Hände gelegt, mit den Enden zu den kleinen Fingern und 1-2 x um die Hände gewickelt.

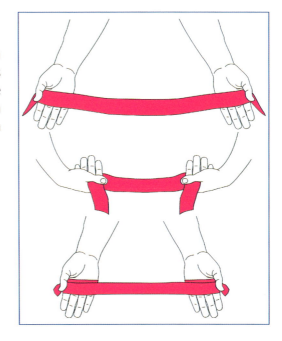

Fixierung an den Füßen

Schlaufe an einem Fuß
Ein Fuß steht mittig auf dem Übungsband. Das Übungsband wird als Schlaufe um den Fuß gelegt und mit dem anderen Fuß fixiert, indem der Fuß auf das Übungsband gestellt wird.

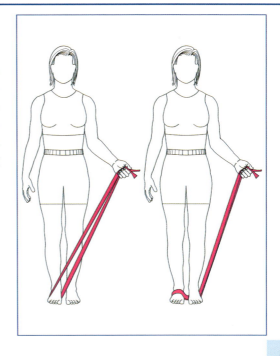

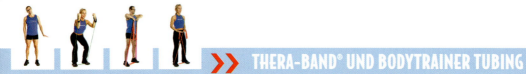

THERA-BAND® UND BODYTRAINER TUBING

» Fixierung an einem Fuß mit einer Wicklung

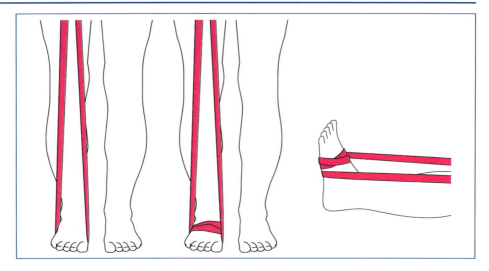

Ein Fuß steht mittig auf dem Übungsband, wobei ein Ende um den Fuß gewickelt wird.

» Fixierung um den Fußknöchel

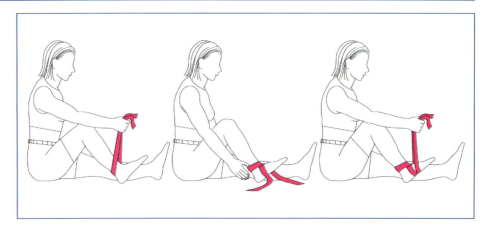

Die Mitte des Übungsbandes wird von hinten nach vorne um den Fußknöchel gelegt und dann das Übungsband gekreuzt, um es unter den Fuß zu führen. Das Band dann auch unter dem Fuß kreuzen, die Enden wieder nach oben führen.

DAS ELASTISCHE ÜBUNGSBAND

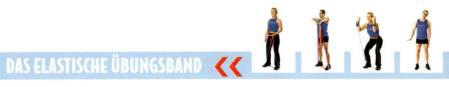

1.5 Hilfreiches Zubehör beim Training mit dem Übungsband

Die nahezu unbegrenzten Anwendungsmöglichkeiten machen das Thera-Band®-Übungsband zu einem einfachen und effektiven Trainingsmittel. Verschiedene Hilfsmittel ermöglichen zusätzliche Trainingsvarianten.

Assist: Doppelschlaufe zum Schutz und als Fixierungshilfe

- Assist als Griff, Schlaufe und zum Bilden einer Schlinge

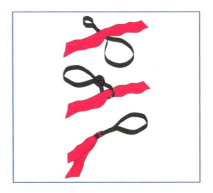

- Assist in der Hand oder am Fuß

- Assist als Fixierung am Beispiel einer Sprossenwand/Pfosten

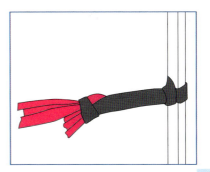

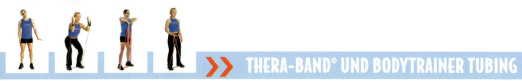

THERA-BAND® UND BODYTRAINER TUBING

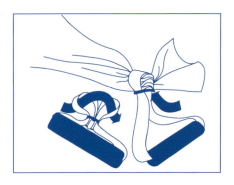

- Weiche Schaumgummigriffe für das Training mit dem Übungsband und dem Tube

- Fixierung des Übungsbandes an unterschiedlichem Zubehör wie Türanker, Griffe, Fußschlaufen, Beinmanschetten und Sportgriff

Beispiel der Fixierung:

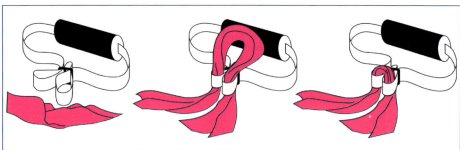

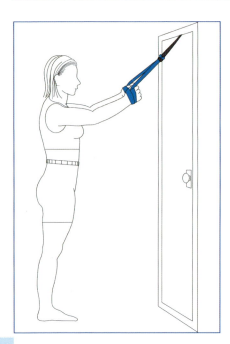

- Türanker als flexible Fixierungshilfe, die jede Tür zu einer Trainingsstation macht

Wichtig:
Tür unbedingt abschließen!

2 Training mit elastischen Übungsbändern

2.1 Zieldefinition

2.1.1 Bevor Sie mit dem Training beginnen

Was möchten Sie mit Ihrem Training erreichen?
Möchten Sie Ihren Körper formen, mehr Kraft bekommen, einen Ausgleich für eine andere Sportart oder zu Ihrer Arbeit bekommen oder wollen Sie Ihre Haltung verbessern oder Beschwerden lindern? Vielleicht wollen Sie aber auch von allem ein bisschen oder haben andere Motive, um mit Ihrem Training zu beginnen. Jedenfalls sollten Sie sich im Klaren darüber sein, was das Training bringen soll, damit Sie auch zur richtigen Methode greifen können und damit Sie später überprüfen können, wann Sie Ihr Ziel erreicht haben.

Wie viel Zeit wollen/können Sie investieren?
Dies ist ein wichtiger Punkt für die Trainingsplangestaltung. Was ist wirklich realistisch? Hier sollte nicht der Wunsch oder der Idealzustand das Training steuern, sondern genau festgelegt werden, was regelmäßig bei normalem Tagesablauf möglich ist, um Frustration bei Nichteinhaltung zu vermindern. Bei der Frage nach der Zeitinvestition legen Sie sowohl die Häufigkeit pro Woche fest als auch die Dauer pro Trainingseinheit. Bedenken Sie jedoch, dass weder die Menge noch die Länge der Trainingseinheit den Schlüssel zum Erfolg darstellen, sondern die Regelmäßigkeit über einen längeren Zeitraum. „Wer regelmäßig trainiert, kann den Erfolg nicht verhindern!"

Leiden Sie unter gesundheitlichen Einschränkungen?
Gibt es Gründe, die gegen ein regelmäßiges Training sprechen? Haben Sie Bluthochdruck, sind Sie kurzatmig, nehmen Sie regelmäßig Medikamente, können Sie bestimmte Körperpositionen nicht einnehmen oder haben Sie Schmerzen? Wie schätzen Sie Ihre körperliche Fitness selbst ein? Fragen hierzu sind auch im Internet unter **www.sind-sie-fit.de** zu finden.

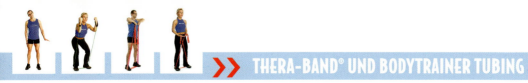

THERA-BAND® UND BODYTRAINER TUBING

Auch wenn Sie im Moment keine Beschwerden haben, jedoch über 35 Jahre alt sind und länger als zwei Jahre keinen Sport getrieben haben, sollten Sie vorsichtshalber vor Aufnahme einer regelmäßigen körperlichen Betätigung einen Arzt aufsuchen und sich untersuchen und beraten lassen.

Bedenken Sie, dass Schmerzen immer einen Grund haben. Brechen Sie Ihr Training ab, wenn Schmerzen auftreten. Ein leichtes Brennen in der Muskulatur kann bei Trainingsbeginn oder bei höheren Intensitäten durchaus auftreten. Dies ist nicht schlimm, sollte allerdings kurz nach Beenden der Übung verschwinden. Dieses Brennen ist jedoch kein Zeichen für die Qualität der Ausführung und sollte nicht bei jeder Übung angestrebt werden.

Wo wollen Sie trainieren?
Möchten Sie zu Hause trainieren, im Sportverein, im Fitnessstudio oder in den Pausen am Arbeitsplatz? Vielleicht wollen Sie aber auch unter freiem Himmel in der Natur zwischen Ihren Lauf- oder Walking-Einheiten gymnastische Übungen zur Kräftigung durchführen oder Sie sind geschäftlich häufig unterwegs, sodass Sie im Hotelzimmer trainieren wollen.

Haben Sie das benötigte Equipment zur Verfügung?
Genau hier zeigen sich die Vorteile des Übungsbandes. Sie brauchen lediglich ein Band und wenn Sie auch Übungen im Liegen durchführen möchten, eine weiche Unterlage zum Trainieren. Sportvereine und Fitnessstudios stellen die Übungsbänder in der Regel zur Verfügung.

Vorteilhaft ist es selbstverständlich, wenn Sie bequeme Kleidung und feste Turnschuhe tragen. Ein Handtuch zum gelegentlichen Schweißabwischen oder zur Unterlagerung von Körperpartien in liegender Position ergänzt Ihre Ausrüstung.

Für die ambitionierten Trainierenden, die die komplette Vielfalt des Übungsbandes nutzen wollen und auch mit verschiedenen Intensitäten trainieren wollen, empfiehlt es sich, Übungsbänder in verschiedenen Stärken bereitzuhalten und verschiedene Befestigungsmöglichkeiten und Handgriffe zu besorgen (siehe Kapitel 1.5).

Wie ist Ihr momentaner Fitnesszustand?
Sind Sie Trainingseinsteiger, Wiedereinsteiger, Hobbysportler oder Leistungssportler? Haben Sie schon jemals regelmäßig Fitnesstraining betrieben oder ist lediglich das Übungsband neu für Sie? Trainingseinsteiger und

TRAINING MIT ELASTISCHEN ÜBUNGSBÄNDERN

Wiedereinsteiger sollten ihr Training langsam angehen und sich eine vierwöchige Gewöhnungsphase gönnen und das Augenmerk mehr auf die Bewegungsausführung legen als auf die Intensität der Übungen.

All diejenigen, die schon regelmäßig trainieren, sollten sich Gedanken machen, wie sich ein Training mit dem Übungsband sinnvoll in ihr Training integrieren lässt, damit sich ihre gewünschte Leistung auch einstellt und keine Überlastung darstellt.

Möchten Sie alleine, mit einem Partner oder in der Gruppe trainieren?

Trainieren Sie gern allein, ist das Übungsband der ideale Partner, da Sie Ihr Training jederzeit und überall durchführen können. Sie müssen nur dafür sorgen, dass Sie das Übungsband jederzeit dabeihaben.

Vielleicht können Sie in Ihrem Umfeld auch jemanden aktivieren, mit Ihnen zusammen zu trainieren. Dies kann hilfreich sein, um sich gegenseitig zu motivieren und an das Training zu erinnern. Auch können die zahlreichen Partnerübungen durchgeführt werden. Machen Sie Ihre Übungseinheiten aber nicht von einem Partner abhängig und halten Sie sich die Möglichkeit des Individualtrainings offen, damit Sie auch regelmäßig trainieren.

Alle diejenigen, die gern in Gruppen trainieren und unter Anleitung zur Musik, finden ein großes Angebot in Sportvereinen, Fitnessstudios und Volkshochschulen.

Wie werden Sie Regelmäßigkeit in Ihr Training bekommen?

Ein ganz wesentlicher Punkt für das Erreichen Ihrer gesteckten Ziele stellt die regelmäßige Durchführung Ihrer Trainingseinheiten dar.

Nicht jedem fällt der Einstieg leicht und er lässt sich nicht so ohne weiteres in den Tagesablauf integrieren.

Sind die ersten 2-3 Monate regelmäßigen Trainings überstanden und die ersten Veränderungen sichtbar und spürbar oder sprechen Sie andere Menschen an und sagen Ihnen, dass Sie fitter oder gesund aussehen, fällt ein kontinuierliches Durchführen leicht. Die Trainingseinheiten gehören nun zum täglichen Ablauf.

Hilfreich ist es, Übungsbänder an allen Orten, an denen Sie trainieren können, zu deponieren, um daran erinnert zu werden.

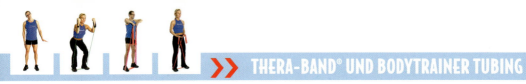

THERA-BAND® UND BODYTRAINER TUBING

Binden Sie einen Trainingspartner in Ihr Training ein. Verabreden Sie sich zum Training. Erzählen Sie anderen, dass Sie jetzt regelmäßig trainieren. Beauftragen Sie Ihr Umfeld, Sie nach Ihrem Training zu fragen.

Führen Sie ein Trainingsprotokoll oder Trainingstagebuch, in dem Sie Ihre Verbesserung schwarz auf weiß sehen können. Legen Sie dies an einen Ort, den Sie häufig aufsuchen, wie z. B. auf Ihren Schreibtisch. Am besten legen Sie noch zusätzlich die Fernbedienung Ihres Fernsehers darauf.

Belohnen Sie sich nach dem Training. Trainieren Sie mit Musik, die Sie motiviert. Alles, was Ihnen Ihr Training angenehm macht, erhöht die Wahrscheinlichkeit eines regelmäßigen Trainings.

2.2 Trainingssteuerung

Haben Sie genügend Trainingsmotivation, der Spaßfaktor steht bei Ihnen im Vordergrund und Sie haben keine Lust, nach einem Trainingsplan zu trainieren oder ein Protokoll zu führen? Dann brauchen Sie das nächste Kapitel nicht zu lesen. Suchen Sie sich einfach nur die Übungen aus, die Ihnen Spaß bereiten oder folgen Sie einem der angegebenen Programme. Wollen Sie allerdings durch Ihr Training gezielt eine Veränderung erreichen, sollten Sie das Folgende aufmerksam lesen, um durch Ihre investierte Zeit das Beste für sich herauszuholen.

Aus dem Trainingszustand (Einsteiger, Wiedereinsteiger, Hobbysportler, Leistungstrainierender), der Zeitinvestition, den gesundheitlichen Einschränkungen und dem Trainingsziel ergibt sich im Wesentlichen die Trainingssteuerung.

Um die von ihnen festgelegten Ziele zu erreichen, müssen allgemeine Trainingsprinzipien beachtet werden.

2.2.1 *Grundprinzipien des Trainings*

Zu den Grundprinzipien des Trainings zählen folgende Elemente:

- Belastung,
- Ermüdung,
- Erholung und
- Anpassung.

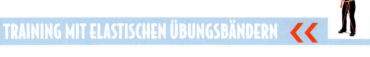

> *Merke!*
> Die Erholung gehört zum Training wie die Trainingseinheit selbst. Trainingssteuerung ist die Kunst, diesen Wechsel möglichst Gewinn bringend zu kombinieren.

Weitere Krafttrainingsprinzipien sind:

Prinzip des trainingswirksamen Reizes
Da unser Körper die Fähigkeit besitzt, sich an Belastungen, die er aus der Umwelt erfährt, anzupassen, sollten Sie zunächst klären, wie genau Ihr Körper sich anpassen soll. Der Körper passt sich jeweils nur so weit an, wie es die Umwelt durch ihre Reize verlangt und leider nicht, wie wir es uns häufig wünschen.

Gehen wir regelmäßig laufen, passt sich das Herz-Kreislauf-System an, die Kraft in den Armen oder die Haltung verbessert sich jedoch nicht. Werden Gewichte mit den Armen gehoben, erhält die Sprungkraft der Beine keine positiven Impulse. Der Trainingsreiz sollte Ihrem Trainingsziel entsprechen.

Prinzip der Superkompensation
Der menschliche Organismus reagiert auf körperliche Belastung mit biologischen Anpassungsvorgängen.

Zu jeder Trainingseinheit gehört eine angemessene Belastung, die den Körper muskulär oder koordinativ herausfordert. Dies stellt den auslösenden Mechanismus dar, der den Körper reagieren lässt, um sich auf eine erneute Belastung dieser Art vorzubereiten.

Prinzip der progressiven Belastungssteigerung
Das Training soll also immer etwas anstrengender sein, als das, was sie gewöhnt sind. Nicht mehr und nicht weniger. Passen Sie die Übungswiderstände Ihrem jeweiligen Trainingsniveau an und überprüfen Sie regelmäßig deren Wirksamkeit.

Prinzip der Belastungsvariation
Verändern Sie Ihr Training regelmäßig, wenn eine progressive Belastungssteigerung keine Verbesserung bringt. Wechseln Sie dann die Bewegungs-

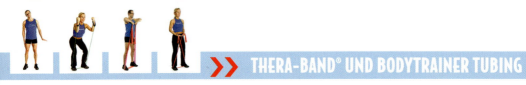

ausführung, die Pausen, die Wiederholungszahl, die Übungsreihenfolge oder die Übungsauswahl. Variieren Sie das Programm aber nicht bei jedem Training, da Sie sonst keine Kontrolle über die Trainingswirksamkeit haben.

Körperliche Anpassung hängt also nicht nur von der beanspruchten Körperpartie ab, sondern auch von der Variation der Belastung.

2.2.2 Wie kann die Belastung variiert werden?

Zu den zu berücksichtigenden Größen zählen in Bezug auf Krafttraining:

Die Intensität
Wie groß ist der Widerstand, der der Muskulatur entgegengebracht wird oder der gehalten werden muss? In der Literatur werden hier in der Regel Prozentangaben in Bezug zur Maximalkraft angegeben, die für die Praxis wenig hilfreich sind, da sie einen Maximalkrafttest für jede einzelne Übung erforderlich machen. Diese Tests eignen sich jedoch nur für Leistungstrainierende, sodass sich für das gesundheitsorientierte Fitnesstraining die Intensitätsbestimmung nach subjektivem Belastungsempfinden durchgesetzt hat. Dies erspart einen hochbelastenden maximalen Einstiegstest und eine regelmäßige Neubestimmung der Maximalkraft.

Mithilfe einer modifizierten Borg-Skala (RPE-Skala) kann jeder Trainierende seine Intensität selbst bestimmen und auch gleichzeitig seine Körperwahrnehmung schulen.

1	Sehr leicht
2	Leicht
3	Leicht bis mittel
4	Mittel
5	Mittel bis schwer
6	Schwer
7	Sehr schwer

Abb. 2: Borg-Skala, verändert nach Boeckh-Behrens & Buskies (2002)

TRAINING MIT ELASTISCHEN ÜBUNGSBÄNDERN «

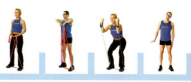

In der Praxis bedeutet dies: Als wie schwer empfinden Sie den Widerstand des Übungsbandes, das Gewicht der Hantel, der Trainingsmaschine oder des Gegenstandes, den Sie hochheben?

Bei Einsteigern und Wiedereinsteigern reichen Intensitäten von leicht bis mittel (3-4). Jegliche Belastung ist mehr als das, was Sie gewöhnt sind und damit trainingswirksam.

Regelmäßig Trainierende und Leistungstrainierende trainieren im Bereich mittel bis schwer (4-6). Auch gelegentliche Belastungen von sehr schwer (7) bei gesunden Leistungstrainierenden, die eine Erhöhung der Maximalkraft anstreben, sollten integriert werden, sollten aber nur gezielt kurzfristig eingesetzt werden.

Beim Hantel- und Maschinentraining erhöht sich die Intensität durch schwerere Gewichte.

Beim Trainieren mit dem Übungsband lässt sich die Intensität durch die Auswahl des Bandtyps (Farbe), die Bandlänge oder die Anzahl der Bänder (einfach oder mehrfach gelegt) steuern. Außerdem kann durch die Übungsauswahl die Intensität erhöht oder vermindert werden. Übungen, bei denen Ausgangsstellungen eingenommen werden, in denen das eigene Körpergewicht den Widerstand des Übungsbandes erhöht, erschweren die Übungsintensität. Übungen mit der Schwerkraft erleichtern die Intensität. Auch kann das Übungsband zur Erleichterung von Übungen eingesetzt werden, indem der Zug des Bandes die Bewegung unterstützt.

Die Selbsteinschätzung der Intensität erfolgt jeweils am Ende eines Satzes (Serie). Ein Satz oder eine Serie beschreibt eine Einheit der zusammenhängenden Wiederholungen, die Sie bei einer Übung durchführen.

Der Umfang
Der Umfang gibt an, wie viele Wiederholungen Sie pro Satz durchführen und wie viele Sätze Sie pro Muskelgruppe durchführen. Der Umfang kann auch in Sekunden oder Minuten pro Satz angegeben werden.

Die Dichte
Die Dichte gibt an, wie lange Sie zwischen den einzelnen Sätzen Pause machen. Wie viel Zeit wird dem Körper zwischen den einzelnen Belastungen gegeben, um sich zu erholen?

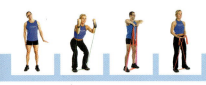 **THERA-BAND® UND BODYTRAINER TUBING**

Die Häufigkeit
Die Häufigkeit gibt an, wie oft Sie in der Woche trainieren.

 Beachte:

Gleicher Trainingsumfang mit abweichender Trainingshäufigkeit erzeugt andere Trainingsanpassungen. Ausgefallene Trainingseinheiten lassen sich nicht durch hohe Umfänge bei geringer Häufigkeit ersetzen. Hier erfolgt schnell eine Überforderung.

Die Bewegungsausführung
Die Bewegungsausführung gibt an, ob Sie die Bewegungen langsam, schnell oder zügig ausführen. Wird dem Widerstand betont nachgegeben, wird er gehalten oder der Schwerpunkt auf seine Überwindung gelegt?

Auch die Reihenfolge der Übungsgestaltung spielt hier eine Rolle.

Die oben angegebenen Belastungsgrößen in bestimmter Kombination ergeben die Trainingsmethoden, die im nächsten Abschnitt näher beschrieben werden.

2.3 Krafttraining

Die Erkenntnis, dass die konditionelle Grundeigenschaft **Kraft** einen wesentlichen Beitrag im Fitness- und Gesundheitssport leistet, hat sich vor allen Dingen in den letzten 15-20 Jahren durchgesetzt.

Nachdem in den 70er und 80er Jahren im Gesundheitssport insbesondere auf Herz-Kreislauf-Training wie Jogging und Radfahren Wert gelegt wurde, musste man erkennen, dass sich dadurch orthopädische Zivilisationskrankheiten kaum vorbeugen lässt. Krafttraining ist im Gesundheitssport heute kaum mehr wegzudenken.

2.3.1 Ziele im Krafttraining

Krafttraining verfolgt unterschiedliche Ziele und bewirkt vielfältige Anpassungserscheinungen und Effekte im menschlichen Körper (modifiziert und erweitert nach Boeckh-Behrens & Buskies (2002)):

TRAINING MIT ELASTISCHEN ÜBUNGSBÄNDERN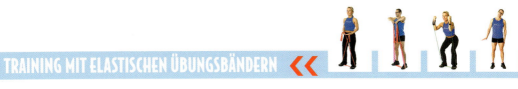

Präventive Ziele:
- Erhalt und Verbesserung der Leistungsfähigkeit des Stütz- und Bewegungsapparats.
- Verringerung der Verletzungsgefahr in Sport und Alltag.
- Stabilisierung des passiven Bewegungsapparats durch Muskulatur.
- Aufrechte Körperhaltung.
- Vorbeugung von Zivilisationserkrankungen, wie z. B. Haltungsschwächen, (neuro-)muskuläre Dysbalancen, Rückenbeschwerden, Osteoporose.
- Wiederherstellung des muskulären Gleichgewichts.
- Verlangsamung der Kraftabnahme im Alterungsprozess.
- Je nach Auswahl der Übungen Sturzprophylaxe.

Rehabilitative Ziele:
- Beschleunigung der Rehabilitation nach Verletzungen.
- Schnellerer Wiederaufbau der Leistungsfähigkeit nach verletzungsbedingten Ruhepausen.

Leistungssteigerung:
- Kraftzuwachs.
- Verbesserung der intra- und intermuskulären Koordination.

Körperformung:
- Aufbau von Muskelmasse.
- Profilierung der Muskulatur.
- Verringerung des Körperfettanteils durch Grundstoffwechselerhöhung.
- Bei Untergewicht eine Steigerung des Körpergewichts durch Zunahme von Muskelmasse.
- Bei Übergewicht in Kombination mit einer Ernährungsumstellung eine Gewichtsreduktion.

Psychische Effekte:
- Steigerung von Selbstbewusstsein und Selbstwertgefühl.
- Entwicklung von Körperbewusstsein und -wahrnehmung.
- Verbesserung des Wohlbefindens.

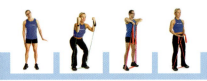

THERA-BAND® UND BODYTRAINER TUBING

2.3.2 Krafttrainingsmethoden

Um diese Ziele und Effekte zu erreichen, finden im Fitness- und Gesundheitssport hauptsächlich die folgenden Methoden Anwendung.

Methode	Effekt
Methode mittlerer Krafteinsätze mit hohen Wiederholungszahlen	Kraftausdauer
Methode wiederholter submaximaler Krafteinsätze bis zur Ermüdung	Hypertrophie
Methode mit explosiven und maximalen und nichtmaximalen Krafteinsätzen	Maximalkraft

2.3.3 So finden Sie Ihren richtigen Trainingsplan

Einsteiger und Wiedereinsteiger beginnen in der Regel mit einer Eingewöhnungsphase von vier Wochen, bei der die Intensität und Menge eine untergeordnete Rolle spielt. Sie beginnen dann mit dem Kraftausdauertraining.

Methoden mit maximalen und explosiven Krafteinsätzen sollten nur von Personen angewendet werden, die mindestens ein Jahr regelmäßig mehrmals in der Woche die anderen beiden Methoden erfolgreich angewendet haben. Die Maximalkraftmethode wird nur phasenweise und nie langfristig eingesetzt, um eine Überbelastung zu vermeiden. Geben Sie Ihrem Körper Zeit, sich an die Belastung zu gewöhnen und anzupassen.

Für die Ziele allgemeine Fitness und Gesundheitssport spielt diese Methode keine Rolle. Sie erreichen alle positiven gesundheitsorientierten Anpassungserscheinungen mit der Kraftausdauer- und Hypertrophiemethode.

Je nach Trainingszielen bietet sich ein Wechsel zwischen den Methoden an. Trainingsprogramme oder Methoden werden 4-6 Wochen durchgeführt und dann verändert oder gewechselt, wenn das Training keine Verbesserung mehr bringt.

TRAINING MIT ELASTISCHEN ÜBUNGSBÄNDERN

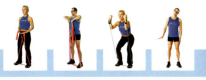

Vergleichen Sie Ihre Trainingsziele mit den in den folgenden Tabellen angegebenen Trainingseffekten und ermitteln Sie Ihre Trainingsmethode mit den dazugehörigen Trainingsparametern. Entscheiden Sie, welche Methode für Ihre momentanen Ziele die richtige ist.

Tab. 1-3: Gesundheitsorientiertes Krafttraining in der Übersicht (modifiziert nach Boeckh-Behrens & Buskies, 1996)

Tab 1:	Training zur Kraftausdauer			
Trainingseffekt: Ermüdungswiderstandsfähigkeit, Körperformung, geringe Zunahme an Muskelmasse, geringe Verbesserung der Maximalkraft, Fettabbau durch Grundstoffwechselerhöhung.				
Anwendungsbereich: Sportarten, die Kraftausdauer erfordern, gesundheitsorientiertes Krafttraining, Fitnesstraining, Bodyshaping, Rehabilitation, Ausgleichstraining.				
Wiederholungen pro Satz	Pause zwischen den Sätzen	Sätze (Serien)	Häufigkeit pro Woche	Intensität (% von Maximalkrafttest, Borg-Skala)
16-20 x und mehr langsam bis zügig	30 Sekunden-1,5 Minuten (nach subjektivem Belastungsempfinden)	Einsteiger 1-3 Fortgeschrittene 3-6	Einsteiger 1-2 x Fortgeschrittene 3-6 x	30-60 % der Maximalkraft Einsteiger leicht bis mittel (3-4) Fortgeschrittene mittel bis schwer (4-6)

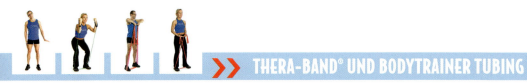

THERA-BAND® UND BODYTRAINER TUBING

Tab 2:	Training zur Hypertrophie			

Trainingseffekt: Zunahme der Muskelmasse, Körperformung, Erhöhung der Maximalkraft, geringe Zunahme an Ermüdungswiderstandsfähigkeit, Fettabbau durch Grundstoffwechselerhöhung.

Anwendungsbereich: Aufbautraining, gesundheitsorientiertes Fitnesstraining, Bodybuilding, Bodyshaping, Rehabilitation, Ausgleichstraining.

Wiederholungen pro Satz	Pause zwischen den Sätzen	Sätze (Serien)	Häufigkeit pro Woche	Intensität (% von Maximalkrafttest, Borg-Skala)
8-15 x kontinuierlich, langsam bis zügig	1-3 Minuten (nach subjektivem Belastungsempfinden)	Fortgeschrittene 3-6	Fortgeschrittene mindestens 2 x	60-70 % der Maximalkraft Einsteiger leicht bis mittel (3-4) Fortgeschrittene mittel bis schwer (4-6)

TRAINING MIT ELASTISCHEN ÜBUNGSBÄNDERN

Tab 3:	Training zur Maximalkraft			

Trainingseffekt: Erhöhung der Maximalkraft, geringe Zunahme der Muskelmasse, Erhöhung der Schnellkraft, Muskelstraffung (Erhöhung der intramuskulären Koordination).

Anwendungsbereich: Alle Sportarten, die Maximalkraft benötigen, Bodybuilding, Rehabilitation.

Wiederholungen pro Satz	Pause zwischen den Sätzen	Sätze (Serien)	Häufigkeit pro Woche	Intensität (% von Maximalkrafttest, Borg-Skala)
1-7 x zügig bis explosiv	3-7 Sekunden (nach subjektivem Belastungsempfinden und Leistungsniveau)	Fortgeschrittene bis zu acht	Je nach Trainingsphase und Leistungszustand bis zu 3 x	85-100 % der Maximalkraft Fortgeschrittene schwer bis sehr schwer (6-7)

2.3.4 Allgemeine Tipps zum Krafttraining

- Wärmen Sie sich durch Ganzkörperbewegungen und Isolationsbewegungen der im Training beanspruchten Gelenke vor jedem Krafttraining 8-15 Minuten auf.

- Die korrekte Übungsausführung steht bei jeglichem Krafttraining im Vordergrund, nicht die Intensität. Damit vermeiden Sie das Einschleichen von unfunktionellen Bewegungsabläufen.

- Nehmen Sie bei jeder Übung die funktionellen Ausgangsstellungen ein.

- Konzentrieren Sie sich vor jeder Übung.

- Führen Sie die Bewegung langsam bis zügig, aber immer kontrolliert aus.

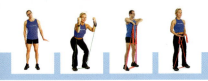

THERA-BAND® UND BODYTRAINER TUBING

- Setzen Sie unbekannte und koordinativ schwierige Übungen an den Anfang des Trainings, wenn die Konzentration und Koordination noch hoch ist.

- Trainieren Sie zuerst die großen Muskelgruppen (wie z. B. Rücken) und dann die kleineren Muskeln (z. B. Schultern).

- Bei Einsteigern wirken schon geringe Trainingsreize und 6-8 Übungen pro Trainingseinheit.

- Erhöhen Sie erst die Intensität, wenn Sie die Übungsausführung beherrschen.

- Schließen Sie auch einmal die Augen bei den einzelnen Übungen, um das richtige Körpergefühl zu jeder Übung zu bekommen. Sie können sich dann später auf Ihr Körpergefühl verlassen, wenn Sie ohne Spiegel oder Fremdkontrolle trainieren.

- Entwickeln Sie ein Gefühl für die Startpositionen und die dazugehörige Länge des Übungsbandes, damit Sie bei den Übungen immer ähnliche Widerstandseigenschaften des Übungsbandes spüren.

- Trainieren Sie regelmäßig. Einsteiger 1-2 x und Fortgeschrittene 3-6 x pro Woche.

- Atmen Sie während der Übungen gleichmäßig.

- Schmerzen oder Kurzatmigkeit sind Zeichen für Überlastung oder dafür, dass die Übungen für Sie nicht geeignet sind.

- Trainieren Sie ein Programm mindestens vier Wochen lang.

- Bringt das Trainingsprogramm keine Verbesserung mehr, ändern Sie Inhalte, Reihenfolge oder Methode.

- Auch wenn Sie keine Leistungsambitionen haben, sollte jede Trainingseinheit ein Minimum an Anstrengung darstellen. Beachten Sie die Borg-Skala.

- Der subjektive Anstrengungsgrad bezieht sich auf die letzte Wiederholung eines Satzes und sollte mindestens etwas anstrengend sein.

- Teilen Sie sich Ihre Kraft ein, damit auch die letzten Übungen noch korrekt ausgeführt werden können.

TRAINING MIT ELASTISCHEN ÜBUNGSBÄNDERN

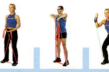

- Zu jeder Trainingseinheit gehört die Entspannungsphase.

- Sollten Sie einmal keine Lust haben, lassen Sie ruhig die Trainingseinheit auch mal ausfallen. Kommt dies häufig vor, überdenken Sie, ob Sie Ihrem Gesundheits- und Zeitmanagement, zu dem auch Bewegung und Entspannung gehört, zu wenig Zeit einräumen. Vielleicht haben Sie sich aber auch einfach nur zu viel vorgenommen.

- Regelmäßige gemäßigte und kurze Trainingseinheiten bringen mehr als gelegentliche Gewaltaktionen.

- Fortgeschrittene können ihre Belastung erhöhen, indem sie die Pausen zwischen den Sätzen verkürzen. Sie können die Intensität auch so wählen, dass Sie die letzte Wiederholung eines Satzes als sehr anstrengend bis erschöpfend empfinden oder am Ende der Bewegungsausführung bewusst den trainierten Muskel kurz anspannen.

- Entwickeln Sie einen gesunden Ehrgeiz, der Sie herausfordert und probieren Sie auch Neues, jedoch nur so viel, wie Ihnen gut tut.

- Hören Sie auf Ihren Körper.

2.3.5 Exkurs zum Thema Muskelkater

Gerade Einsteigern fällt es schwer, bei Aufnahme des Krafttrainings zwischen Muskelkater und Schmerzen zu unterscheiden. Bedenken Sie, Muskelkater ist kein Zeichen für ein effektives Training, auch wenn dieser sich nach längerer Trainingspause oder bei neuen Übungen nicht gänzlich vermeiden lässt. Testen Sie deshalb neue Übungen, höhere Intensitäten und schnellere Bewegungsausführungen erst einmal an.

Beim Muskelkater handelt es sich um Mikroverletzungen in der Muskulatur, bei deren Heilung die Schmerzrezeptoren in der Muskulatur gereizt werden. In der Regel heilt ein Muskelkater folgenfrei ab, wenn die beanspruchte Muskulatur für ein paar Tage in Ruhe gelassen wird. Alle durchblutungsfördernden Maßnahmen wie sanftes Ausdauertraining (Laufen, Radfahren, Schwimmen), warme Bäder, Sauna oder leichte Schüttel- und Streichmassagen (keine Knetmassagen) wirken lindernd und fördern die Regeneration.

THERA-BAND® UND BODYTRAINER TUBING

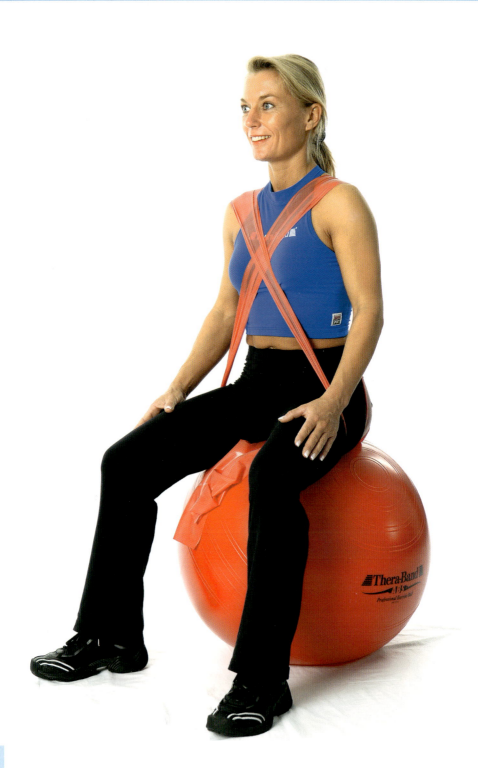

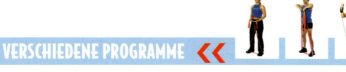

VERSCHIEDENE PROGRAMME

3 Verschiedene Programme

3.1 Bewegungspausen am Büroarbeitsplatz

Einen großen Teil unseres Lebens verbringen wir am Arbeitsplatz. Immer mehr Menschen verbringen immer mehr Zeit in sitzender Tätigkeit an ihrem Arbeitsplatz. Maschinen haben die menschliche Muskelkraft größtenteils abgelöst, sodass der Arbeitende nur noch ein Minimum an Muskelkraft aufbringen muss. Was auf den ersten Blick wie eine Errungenschaft wirkt, erweist sich bei näherem Hinsehen als Nachteil für den Bewegungsapparat. Dieser ist auf regelmäßige, dosierte Kraftreize und Bewegung angewiesen, um seine Struktur aufrechterhalten zu können. So werden die Bandscheiben durch Bewegung ernährt und nicht durch stilles Sitzen. Muskulatur erhält sich durch kontinuierliche Belastung und die Knochenbildung hängt von regelmäßigen Druck- und Zugbelastungen ab.

Gerade Menschen in sitzenden Tätigkeiten oder mit monotonen Bewegungsabläufen klagen häufig über Verspannungen im Rücken und im Nackenbereich. Unfunktionelle Arbeitsplatzgestaltung trägt das Ihrige dazu bei. Auch Stressfaktoren können Auslöser von körperlichen Beschwerden sein. Was kann getan werden, um diesen Teufelskreis zu durchbrechen?

An dieser Stelle erfolgt ausdrücklich der Hinweis auf den Nutzen einer Teilnahme an einer Rückenschule, da diese schon, bevor körperliche Probleme auftreten, diesen entgegenwirken kann.

Rückenschule am Arbeitsplatz beschäftigt sich heute im Wesentlichen mit drei Bereichen: Verhältnisprävention, Verhaltensprävention und Organisation.

Beispiele für den Büroarbeitsplatz sind:

Verhältnisprävention:
- Arbeitsplatzgestaltung,
- Höhe des Schreibtischs und Arbeitsstuhls,
- Entfernung des Bildschirms . . .

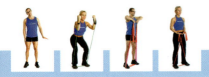

THERA-BAND® UND BODYTRAINER TUBING

Verhaltensprävention:
- Körperhaltung bei bestimmten Arbeitsabläufen,
- rückengerechtes Sitzen,
- Hebetechniken,
- Freizeitverhalten . . .

Organisation:
- Verschiedene Sitzpositionen einnehmen,
- zwischendurch aufstehen und sich bewegen,
- Arbeitsteilung,
- rückengerechte Arbeitshilfen müssen zugänglich sein,
- Arbeitspläne, um die Tätigkeiten zu wechseln . . .

Hier einige allgemeine Regeln, die Ihnen am Arbeitsplatz helfen können, sich fit zu fühlen und Ihre Vitalität zu erhalten:

- Dynamisches Sitzen, d. h. wechseln Sie häufiger Ihre Sitzposition.
- Die Oberschenkel sollten beim Sitzen leicht nach unten abfallen.
- Bewegen Sie Ihre Füße, indem Sie die Fußspitzen hochziehen oder sich auf die Zehen stellen.
- Sorgen Sie regelmäßig für Frischluftzufuhr.
- Strecken Sie sich, indem Sie die Hände hinter den Kopf nehmen und die Brust dehnen.
- Nutzen Sie jede Möglichkeit, sich zu bewegen und Treppen zu laufen.

Der Nutzen von regelmäßigen Bewegungspausen am Arbeitsplatz ist leider noch nicht allen Arbeitgebern bekannt. Kurze Pausen stellen keinen Produktivitätsverlust dar, sondern erhöhen die Arbeitsleistung.

Die folgenden Kurzprogramme sind für all diejenigen gedacht, die direkt am Arbeitsplatz präventiv Müdigkeit, Verspannungen und Schmerzen entgegenwirken wollen und ihre Arbeitskraft langfristig erhalten wollen.

Diese kleinen Bewegungseinheiten ersetzen kein regelmäßiges Training.

VERSCHIEDENE PROGRAMME

Vielleicht gelingt es Ihnen, durch ihr Vorbild Ihre Kollegen und Ihren Arbeitgeber anzustecken, damit sich regelmäßige Bewegungspausen zur Unternehmenskultur entwickeln.

Damit Sie Bewegungspausen auch wirklich regelmäßig durchführen, sind die Programme so angelegt, dass sie jederzeit auf kleinstem Raum durchzuführen sind und Sie in Ihrer Arbeitskleidung nicht ins Schwitzen kommen. Der Zeitaufwand für die drei Kleinprogramme beträgt jeweils ca. sechs Minuten. Jedes Programm berücksichtigt eine Kräftigung, die gleichzeitig das Herz-Kreislauf-System aktiviert, es enthält gleichzeitig Mobilisations- und Dehnungsübungen.

Selbstverständlich können alle Übungen, je nach der zur Verfügung stehenden Zeit, auch einzeln durchgeführt werden. Auch die Arbeitsplatzprogramme untereinander lassen sich kombinieren. Übernehmen Sie, was für Sie praktisch ist und sich in Ihre Arbeitsabläufe integrieren lässt. Nicht die Menge, die Sie auf einmal absolvieren, steht im Vordergrund, sondern die Regelmäßigkeit. Nutzen Sie Denkpausen oder Phasen, in denen Sie einen Text am Bildschirm nochmals durchlesen, um eine Übung durchzuführen. Lieber viele kleine Einheiten über den Tag verteilt als ein langes Programm. Heben Sie sich dies für Ihre Freizeit auf, in der Sie auch in Freizeitkleidung andere Körperpositionen einnehmen können.

Sie benötigen nur ein Übungsband, das jederzeit griffbereit ist und nicht in der Schublade verschwindet. Auch ist es hilfreich, sich einen Gedankenanker (z. B. Foto, Stofftier, ...) am Arbeitsplatz anzubringen, der an die Bewegungspause erinnert.

ARBEITSPLATZPROGRAMM 1

1. Übung

Sitzen Sie aufrecht (siehe Kapitel 3.2) auf dem vorderen Stuhldrittel. Dabei sollen die Oberschenkel leicht nach unten abfallen. Die Füße stehen fest auf dem Boden. Der Knie-Oberschenkel-Winkel ist größer als 90°. Das

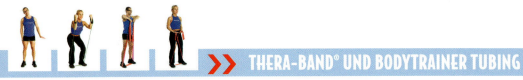

THERA-BAND® UND BODYTRAINER TUBING

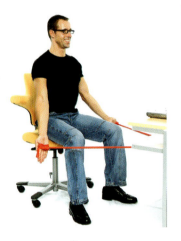

Becken befindet sich in seiner natürlichen Mittelstellung mit leichter Wölbung in der Lendenwirbelsäule. Es wird eine leichte Spannung im Bauch aufgebaut, indem der Bauchnabel sanft in Richtung Wirbelsäule gezogen wird. Das Brustbein zeigt nach vorne oben. Der Kopf bleibt in Verlängerung der Wirbelsäule.

Das Übungsband ist je nach Möglichkeit fest unter dem Schreibtisch am Gestänge, am Tischbein oder einem anderen soliden Gegenstand befestigt.

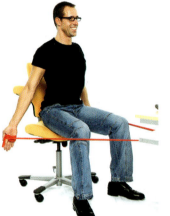

Die beiden Enden des Übungsbandes so um die Hände wickeln, dass, wenn die Hände zum Schreibtisch zeigen, das Übungsband zwischen Zeigefinger und Daumen um die Hand läuft. Das Übungsband auf geringe Vorspannung bringen. Die Schulterblätter nach hinten unten aktivieren.

Führen Sie die Arme gestreckt am Körper vorbei. Konzentrieren Sie sich auf das Zusammenziehen der Schulterblätter nach hinten unten. Stellen Sie sich vor, sie wollen mit den Schulterblättern einen Schwamm zusammendrücken. Der Oberkörper bleibt dabei in stabiler Position.

15 langsame Wiederholungen mit kurzem Anhalten in der Endposition.

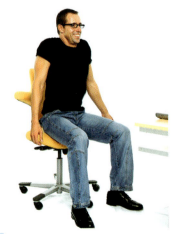

2. Übung

In sitzender aufrechter Körperhaltung ziehen Sie die Schultern in Richtung Ohren und atmen dabei ein.

VERSCHIEDENE PROGRAMME

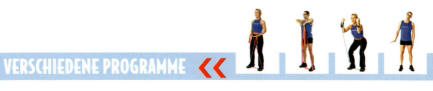

Mit der Ausatmung die Schultern nach unten ziehen. Die Schulterblätter gleiten dabei flach auf dem Brustkorb herunter. Hilfreich ist es, wenn bei den hängenden Armen die Daumen beim Ausatmen nach außen rotieren. Die aufrechte Körperhaltung bleibt jederzeit erhalten.

Die Übung 3-5 x wiederholen. Mit jeder Wiederholung versuchen Sie, die Schultern und Schulterblätter der Schwerkraft zu übergeben. Ohrläppchen und Schultern entfernen sich dabei maximal, während sich der höchste Punkt des Kopfs der Zimmerdecke nähert.

3. Übung

Nehmen Sie das Übungsband in aufrechter Körperhaltung und wickeln Sie es doppelt nach innen um die Hände. Das Übungsband sollte dann beim Halten der Arme in Schulterbreite leichte Vorspannung besitzen. Die Ellbogen sind etwa rechtwinklig gebeugt und die Handflächen zeigen in der Startposition zueinander. Die Ellbogen bleiben während der gesamten Übung dicht am Körper. Stellen Sie sich vor, Sie halten mit den Ellbogen unter jedem Arm ein Telefonbuch fest.

Öffnen Sie die Arme und rotieren Sie gleichzeitig die Unterarme nach außen. Die Daumen zeigen in Endposition nach außen. Dabei hebt sich der Brustkorb automatisch und unterstützt die Bewegung. Die Schulterblätter nähern sich der Wirbelsäule an.

15 langsame Wiederholungen mit kurzem Anhalten in der Endposition.

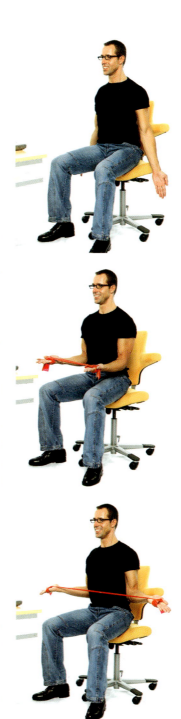

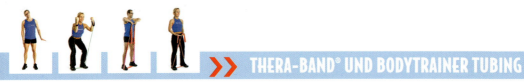

THERA-BAND® UND BODYTRAINER TUBING

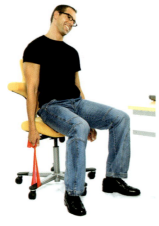

4. Übung

Befestigen Sie das Übungsband unten an Ihrem Arbeitsstuhl mit einer Schlaufe und wickeln Sie die Enden um eine Handfläche. Das Band sollte nun schon in aufrechter Körperhaltung und mit hängendem Arm einen leichten Zug entwickeln.

Der Arm und die Schulter geben diesem Zug nun langsam nach, ohne dabei die aufrechte Körperhaltung aufzugeben. Gleichzeitig neigt sich der Kopf in die entgegengesetzte Richtung, bis eine angenehme Spannung im Nackenbereich entsteht. 10 Sekunden halten und wiederholen. Anschließend auf der anderen Seite wiederholen.

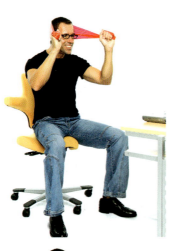

ARBEITSPLATZPROGRAMM 2

1. Übung

Nehmen Sie den aufrechten Sitz auf dem vorderen Stuhldrittel ein und legen Sie das Übungsband breitflächig an den Hinterkopf. Die Hände, die das Übungsband greifen, sind auf Augenhöhe vor dem Kopf. Die Ellbogen zeigen nach unten und die Schultern bleiben entspannt. Der Kopf ist in leichter Vorhalte mit Blick geradeaus.

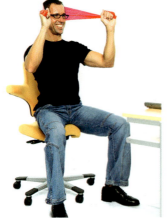

Drücken Sie den Kopf aktiv gegen das Übungsband und strecken Sie den Kopf gleichzeitig mit dem Haarwirbel senkrecht nach oben.

15 langsame Wiederholungen mit kurzem Anhalten in der Endposition.

VERSCHIEDENE PROGRAMME

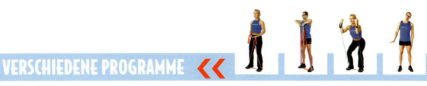

>> 2. Übung

Bleiben Sie in der aufrechten Sitzposition und führen Sie das Übungsband unter der Sitzfläche Ihres Schreibtischstuhls hindurch. Die Füße stehen fest am Boden. Die Enden des Übungsbandes laufen über den Handrücken in die Handflächen. Wickeln Sie das Band doppelt um die Hände. Falten Sie beide Hände so vor der Brust, dass das Übungsband auf Vorspannung ist und Sie das Gefühl haben, das Band wollte Sie in eine runde Körperhaltung ziehen. Halten Sie die Arme fest fixiert zum Körper.

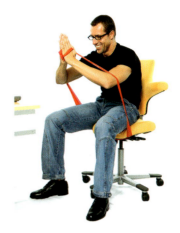

Geben Sie nun langsam dem Zug des Übungsbandes nach. Der Rücken kommt dabei in eine runde Position. Richten Sie sich gegen den Widerstand des Übungsbandes wieder auf in den aufrechten Sitz. Ihre untere Rückenmuskulatur spannt sich dabei an. Das Brustbein richtet sich dabei nach vorne oben, während die Schulterblätter nach hinten unten gleiten.

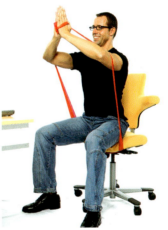

15 langsame Wiederholungen mit kurzem Anhalten in der Endposition.

>> 3. Übung

Sitzen Sie mit auf den Oberschenkeln aufgestützten Unterarmen und gerundetem Rücken. Der Kopf hängt entspannt nach vorn.

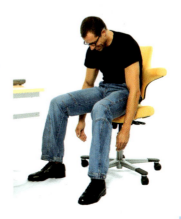

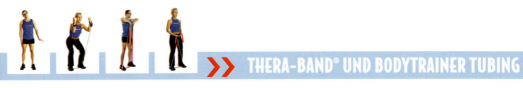

THERA-BAND® UND BODYTRAINER TUBING

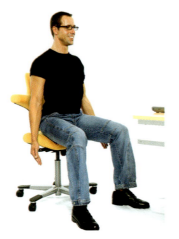

Stapeln Sie nun einen Wirbelkörper auf den anderen, beginnend mit der Lendenwirbelsäule, dann Brustwirbelsäule, Halswirbelsäule und dann als Letztes der Kopf. Stellen Sie sich vor, die Wirbelsäule besteht aus einzelnen Klötzchen, die aufeinandergestellt werden, bis sie alle übereinanderliegen. Die Endposition ist der aufrechte Sitz. Bei dieser Übung werden die einzelnen kleinen Wirbelgelenke mobilisiert und die dazugehörigen Muskeln aktiviert.

Wiederholen Sie die Übung 3-5 x.

» 4. Übung

Legen Sie die Mitte des Übungsbands breitflächig über die äußere linke Schulter. Greifen Sie die herunterhängenden Bänder mit der rechten Hand hinter dem Rücken und ziehen Sie sie nach unten. Die Schulter gibt diesem Zug nach. Neigen Sie den Kopf zur rechten Seite. Es sollte eine angenehme Spannung im seitlichen Nackenbereich auf der linken Seite spürbar sein.

Der Körper bleibt in aufrechter Haltung. Neigen Sie den Kopf nun langsam nach vorn. Eventuell ist eine Spannung im hinteren Nacken zu spüren. Verharren Sie einen Moment in dieser Position.

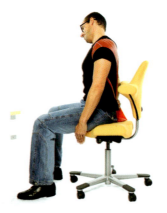
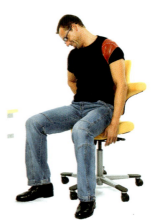

VERSCHIEDENE PROGRAMME

Wiederholen Sie die Übung 3-5 x auf jeder Seite. Lösen Sie zwischendurch kurz den Zug des Übungsbandes. Wiederholen Sie die Übung auf der anderen Seite.

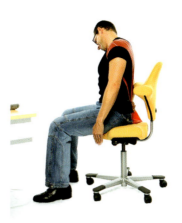

ARBEITSPLATZPROGRAMM 3

1. Übung

Im entspannten Sitz wird das Übungsband breitflächig quer über die Mitte der Oberschenkel gelegt. Die Beine sind etwas weiter zusammengestellt als im „normalen", aufrechten Sitz. Die freien Bandenden werden unter den Oberschenkeln gekreuzt und die Enden in die Hände genommen. Das Übungsband wird doppelt nach innen um die Hände gewickelt. Die Schultern sind tief und die Handflächen zeigen zu den Knien. Die Füße stehen fest auf dem Boden.

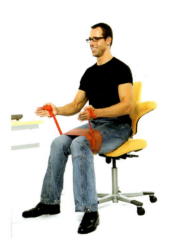

Die Beine werden gegen den Widerstand des Bandes nach außen gedrückt. Gleichzeitig werden die Arme geöffnet und nach außen rotiert. Dabei richtet sich das Brustbein auf. Kehren Sie immer wieder in die entspannte Position zurück, ohne die Übungsbandspannung ganz aufzugeben.

15 langsame Wiederholungen mit kurzem Anhalten in der Endposition.

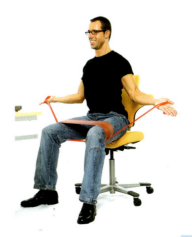

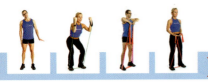

THERA-BAND® UND BODYTRAINER TUBING

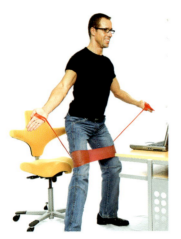

Übungsvariation:
Wird die Übung beherrscht, kann nach Einnahme der Endposition der Oberkörper aufgerichtet nach vorn gelegt werden, indem die Hüfte gebeugt wird. Stehen Sie nun nach vorne oben auf, halten Sie einen Moment diese Position und setzen sich wieder hin. Kehren Sie dann in die sitzende Ausgangsposition zurück.

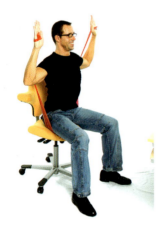

2. Übung

Legen Sie das Übungsband breitflächig auf das vordere Stuhldrittel. Setzen Sie sich in aufrechter Körperhaltung mittig auf das Übungsband. Greifen Sie jeweils mit einer Hand ein Bandende und wickeln es nach außen doppelt um die Hand. Die Arme werden in die U-Halte nach oben genommen, sodass das Übungsband sich in leichter Vorspannung befindet. Die Schultern und der Nacken bleiben entspannt.

Strecken Sie beim Ausatmen einen Arm in Richtung Decke und neigen sich dabei leicht zur gegenüberliegenden Seite und halten diese Position. Atmen Sie nun in die freie Brustkorbseite ein und kommen mit der Ausatmung in die Ausgangsposition zurück. Wiederholen Sie die Übung auf der anderen Seite.

Wiederholen Sie jede Seite 15 x.

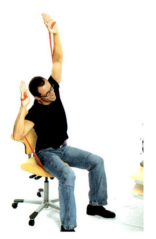

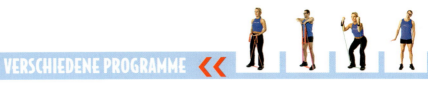

VERSCHIEDENE PROGRAMME

❯❯ 3. Übung

Halten Sie sich in sitzender, aufrechter Körperhaltung mit einer Hand unter Ihrem Sitz fest. Nur die Hand hält, der Arm bleibt entspannt.

Neigen Sie Ihren Oberkörper zur gegenüberliegenden Seite. Der Kopf neigt sich dabei passiv mit und der freie Arm hängt locker herab. Schütteln und lockern Sie den frei hängenden Arm für einige Sekunden und wiederholen Sie die Übung auf der anderen Seite.

Wiederholen Sie jede Seite 3-5 x.

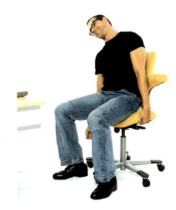

❯❯ 4. Übung

Sitzen Sie bequem auf Ihrem Arbeitsstuhl. Die Beine sind entspannt, möglichst gestreckt. Die Hüftgelenke bleiben weit geöffnet, um einen guten Blutdurchfluss zu gewährleisten. Die Fersen stehen am Boden auf. Ziehen Sie wechselseitig die Fußspitzen zu den Schienbeinen und strecken Sie sie wieder, als wollten Sie ein Pedal treten. Es entsteht eine rhythmische Pumpbewegung in der Unterschenkelmuskulatur.

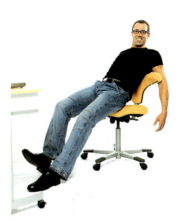

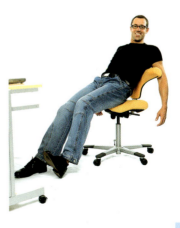

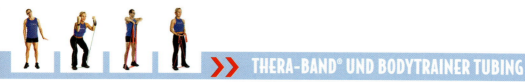

3.2 Übungen für eine aufrechte Körperhaltung

Die folgenden Übungen dienen der Erarbeitung einer aufrechten Körperhaltung. Bevor diese Übungen mit dem Übungsband ausgeführt werden, sollten Sie Ihren Körper etwas vorbereiten. Erwärmen Sie sich durch einfache Bewegungen und bereiten Sie so Ihre Muskulatur und das Gelenksystem auf die Trainingsbelastung vor.

Bewegungsbeispiele zur Vorbereitung:

- Heben und senken Sie Ihre Schultern: Spüren Sie An- und Entspannung im Schulter- und Nackenbereich.
- Gehen Sie durch den Raum und verlagern Sie Ihr Gewicht mal auf die Fußspitze, mal auf die Ferse, um dann bewusst wieder gut auf dem ganzen Fuß zu gehen.
- Öffnen Sie beide Arme weit und spüren Sie die leichte Dehnung im Brustbereich.
- Heben Sie Arm und Bein diagonal weit und halten Sie Ihre Balance.
- Wählen Sie ein Übungsband, mit dem Sie Ihre Übungen oft wiederholen können, der Widerstand sollte nicht zu hoch sein, da Sie bis in Ihre aufrechte Körperhaltung arbeiten.
- Achten Sie immer auf eine gleichmäßige Atmung.

Bei den nachfolgenden Übungsbeschreibungen wird auf eine Angabe der Belastungsnormative (Wiederholungszahl, Satz- und Pausengestaltung) verzichtet und auf das entsprechende Kap. 2.3 verwiesen. Die individuelle Wahl der Belastungsnormative hängt dabei immer vom Gesundheits- und Trainingszustand sowie den muskelspezifischen Trainingszielen ab. Lesen Sie hierzu Kap. 2.

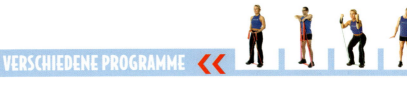

VERSCHIEDENE PROGRAMME

3.2.1 Übungsauswahl im Sitzen auf dem Gymnastikball oder einem Stuhl

>> **Ausgangsposition im Sitzen**

Sie sitzen aufrecht auf dem Ball oder Stuhl, indem Sie Ihre Füße mehr als hüftbreit, mit dem ganzen Fuß leicht nach außen gerichtet, aufstellen. Ihre Kniebeugung sollte mehr als 90° betragen. Günstig ist es, wenn die Oberschenkel leicht nach unten abfallen. Ihr Becken befindet sich in einer mittleren Position. Zum Erspüren kippen Sie das Becken einmal bewusst nach vorne und richten Sie es weit auf. Sie spüren vielleicht, wie sich Ihre Haltung im Rücken verändert. Die mittlere Position hilft Ihnen, Ihren Rücken in der natürlichen S-Form zu halten. Heben Sie Ihr Brustbein und lassen Sie die Schultern entspannt. Ihre Schulterblätter gleiten hinten abwärts zur Wirbelsäule. Versuchen Sie, die Spannung in Ihrer Bauchmuskulatur zu spüren und bewusst zu halten. Heben Sie den Hinterkopf leicht an, sodass der Nacken lang wird und Ihr Kinn leicht nach vorne unten kommt.

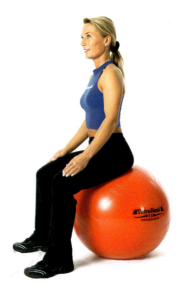

Beckenkippung

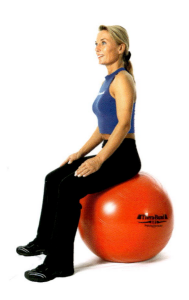

Mittlere Position mit natürlicher S-Form der Wirbelsäule

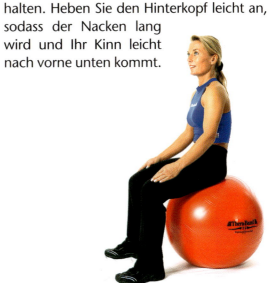

Beckenaufrichtung

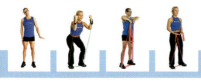

THERA-BAND® UND BODYTRAINER TUBING

ℹ️ Hinweis bei Nutzung eines Gymnastikballs bezüglich der richtigen Ballgröße:
Eine richtige Ballgröße ist die Voraussetzung, damit das Ausführen der Übungen wirklich gesundheitsorientiert abläuft. Ihr Hüftgelenk muss beim Sitzen höher sein als die Knie, sodass Ihre Oberschenkel nach vorne abfallen.

Empfohlene Maße (Richtlinien):	
Körpergröße	Balldurchmesser
Bis 125 cm	35 cm
Bis 145 cm	45 cm
Bis 155 cm	55 cm
Bis 165 cm	65 cm
Bis 175 cm	75 cm

(vgl. Albrecht, 2006)

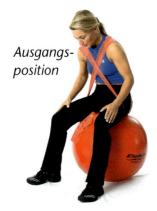

Ausgangsposition

EINSTIEG: „HOSENTRÄGER"-ÜBUNG

Diese Übung hilft Ihnen, das Gefühl für eine aufrechte Körperhaltung zu entwickeln.

Übungswicklung:
Setzen Sie sich auf die Mitte des Übungsbandes. Nehmen Sie dabei je ein Bandende in die Hand und überkreuzen Sie die Bandhälften hinter Ihrem Rücken. Tauschen Sie dann vorne die Bandenden, d. h., die rechte Hand hält nun das linke Ende und umgekehrt. Fixieren Sie das vordere Kreuz unter Ihren Oberschenkeln.

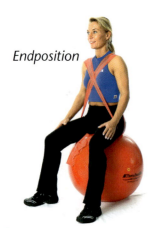

Endposition

Übungsablauf:
Das Übungsband zieht Sie nun in eine vorgebeugte Körperhaltung. Setzen Sie sich jetzt bewusst aufrecht, gegen die Bandspannung. Lassen Sie sich dann wieder leicht in die gebeugte Körperhaltung ziehen und richten Sie sich wieder bewusst auf.
Wiederholen Sie diese Übung mehrmals und atmen Sie dabei tief ein und aus.

(vgl. Rock & Petak-Krueger, 1993, S. 12)

VERSCHIEDENE PROGRAMME

ÜBUNGEN IM SITZEN MIT DEM ÜBUNGSBAND MITTIG UNTER DEN FÜSSEN

Übung für den Schulter- und Nackenbereich

Sie sitzen aufrecht auf Ihrem Übungsball oder Stuhl und haben das Übungsband mittig unter Ihren Füßen. Greifen Sie die Enden des Übungsbandes und wickeln Sie sie doppelt nach innen um Ihre Hände, sodass Sie auf Oberschenkelhöhe eine leichte Vordehnung des Übungsbandes haben (Wicklungsbeschreibung siehe Kap. 1 zum elastischen Übungsband).

Ausgangsposition

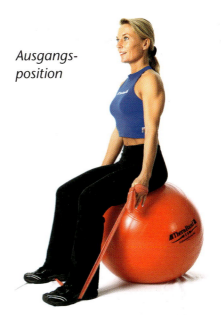

Heben Sie nun nur Ihre Schultern zu den „Ohren", dabei bleiben die Arme gestreckt, und senken Sie Ihre Schultern wieder. Atmen Sie während der Übung gleichmäßig ein und aus.

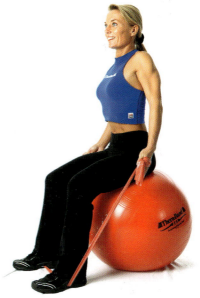

Anheben der Schultern

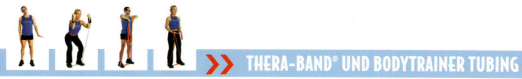

THERA-BAND® UND BODYTRAINER TUBING

Übung zur Kräftigung der Schulteraußenrotatoren

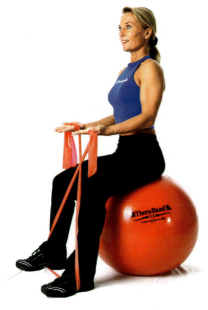

Sie sitzen aufrecht auf Ihrem Übungsball oder Stuhl und haben das Übungsband mittig unter Ihren Füßen. Greifen Sie die Enden des überkreuzten Übungsbandes und wickeln Sie sie doppelt nach innen um Ihre Hände. Halten Sie die Ellbogen bewusst an Ihrem Körper. Das Band ist vorgedehnt und Sie öffnen mit der Bewegung der Unterarme Ihre Finger.

Ausgangsposition

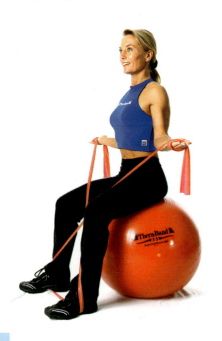

Führen Sie nur die Unterarme nach außen und unterstützen Sie diese Bewegung durch das Heben (Aufrichten) Ihres Brustkorbs.

Wiederholen Sie diese Übung fließend und achten Sie wieder auf eine gleichmäßige Atmung und die Vordehnung Ihres Übungsbandes.

Endposition

VERSCHIEDENE PROGRAMME

Übung für Ihre Schulter- und Rückenmuskulatur

Sie sitzen aufrecht auf Ihrem Übungsball oder Stuhl und haben das Übungsband mittig unter Ihren Füßen. Greifen Sie die Enden des überkreuzten Übungsbandes und wickeln Sie sie doppelt nach innen um Ihre Hände. Eine Hand legen Sie an der Taille ab. Die andere Hand öffnen Sie mit der Handfläche nach oben und führen Sie mit dem Arm nach oben hinten.

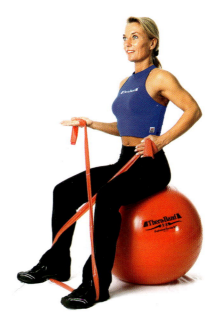

Ausgangsposition

Stellen Sie sich vor, Sie möchten mit dem Arm das Strahlen der Sonne zeigen. Führen Sie den Arm langsam gegen die Bandführung zurück und halten Sie die Vordehnung. Wiederholen Sie die Übung mit diesem Arm mehrmals und wechseln Sie dann erst auf die Bewegung mit dem anderen Arm. Bitte achten Sie darauf, dass Ihr Arm noch in Ihrem Blickwinkel bleibt und Sie sich aufrecht halten. Kontrollieren Sie sich, wenn möglich, seitlich im Spiegel.

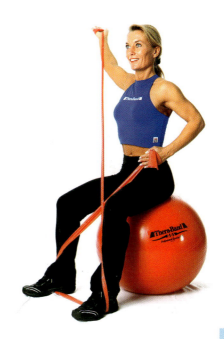

Streckung des Arms

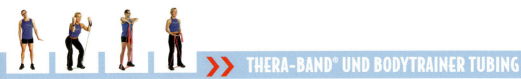

THERA-BAND® UND BODYTRAINER TUBING

Übung für die Außenrotation, Schulter- und Rückenmuskulatur

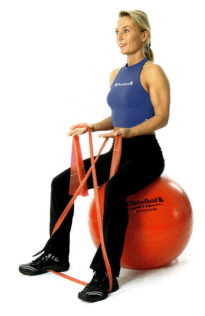

Sie sitzen aufrecht auf Ihrem Übungsball oder Stuhl und haben das Übungsband mittig unter Ihren Füßen. Greifen Sie die Enden des überkreuzten Übungsbandes und wickeln Sie sie doppelt nach innen um Ihre Hände. Beide Hände sind geöffnet und Ihre Handflächen zeigen nach oben.

Ausgangsposition

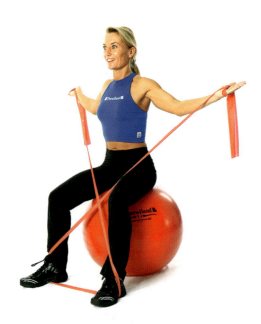

Stellen Sie sich vor, Sie öffnen Ihren Mantel weit und führen somit Ihre Arme gegen die Bandspannung weit nach außen und hinten. Spüren Sie bewusst, wie sich Ihre Schulterblätter annähren und Ihr Brustkorb sich öffnet. Langsam kommen Ihre Arme zurück und Sie kontrollieren die Vordehnung des Übungsbandes. Führen Sie die Übung mehrmals durch und versuchen Sie, Ihre Hände geöffnet in Verlängerung zu Ihren Unterarmen zu halten.

„Mantel geöffnet"

VERSCHIEDENE PROGRAMME

Ganzkörperübung bis in den aufgerichteten Stand

Sie sitzen aufrecht auf Ihrem Übungsball oder Stuhl und haben das Übungsband mittig unter Ihren Füßen. Greifen Sie die Enden des überkreuzten Übungsbandes und wickeln Sie sie doppelt nach innen um Ihre Hände. Beide Hände sind geöffnet und Ihre Handflächen zeigen nach oben. Verlagern Sie Ihren Oberkörper leicht nach vorne und bringen Sie Ihr Gewicht auf beide Füße und Oberschenkel.

Sie erheben sich und führen dabei beide Arme gegen die Bandspannung lang nach oben. Kommen Sie dabei in den aufrechten Stand und halten Sie die Arme mit geöffneten Händen zum Himmel, als wollten Sie wie ein Baum nach oben wachsen.

Gehen Sie langsam zurück, indem Sie Arme und Beine wieder beugen und dabei bewusst Ihr Gewicht auf beiden Füßen mit festem Stand halten. Verlagern Sie beim Absetzen Ihr Gewicht bewusst über die Oberschenkel nach hinten. Der ganze Fuß bleibt während der Bewegung am Boden (die Wurzeln Ihres Baumes).

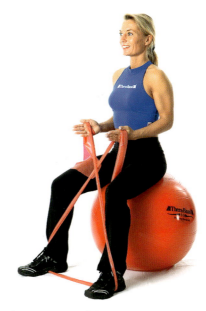

Ausgangsposition

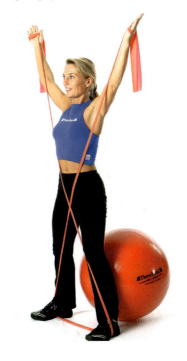

Stand mit gestreckten Armen

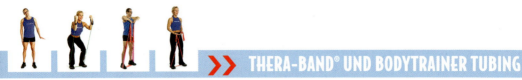

THERA-BAND® UND BODYTRAINER TUBING

3.2.2 Übungsauswahl im Stand

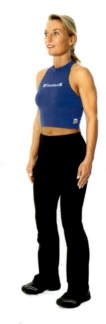

Parallelstand

Ausgangsposition im Parallelstand »

Stellen Sie Ihre Füße etwas mehr als hüftbreit auseinander mit gleichmäßiger Gewichtsverteilung auf beiden Füßen. Die Knie sind leicht gebeugt und das Becken befindet sich in mittlerer Position. Stellen Sie sich Scheinwerfer in Ihren Beckenschaufeln vor. Sie können über die Beckenkippung das Scheinwerferlicht zum Boden strahlen lassen oder über eine starke Aufrichtung des Beckens nach oben in den „Himmel". Ihr Scheinwerferlicht soll über die mittlere Position nach vorne den Weg leuchten. Heben Sie Ihr Brustbein an und lassen Sie die Schultern entspannt. Ihre Schulterblätter gleiten nach hinten unten. Strecken Sie den Hinterkopf leicht nach oben, sodass Ihr Nacken lang wird.

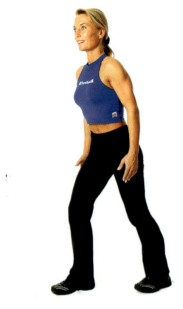

Schrittstellung

Ausgangsposition in der Schrittstellung »

Machen Sie einen Schritt nach vorne und bilden Sie mit dem hinteren Bein und Ihrem Rücken eine Linie. Dabei stehen Ihre Beine zum festen Stand hüftbreit auseinander und Ihr Gewicht ruht stärker vorne auf dem gebeugten Bein. Ihre Fußspitzen zeigen beide nach vorne und Sie bauen Ihre Körperspannung auf wie im Parallelstand. Das Becken befindet sich in der mittleren Position, die Schultern sind entspannt und Ihr Nacken wird lang.

VERSCHIEDENE PROGRAMME

Übung zur Kräftigung der Oberschenkelmuskulatur (Parallelstand)

Sie haben das Übungsband im Parallelstand mittig unter den Füßen. Sie greifen die Enden des Übungsbandes und wickeln sie doppelt nach innen um Ihre Hände. Die Bandvordehnung ist mit leicht gebeugten Armen oberhalb Ihrer Knie. Beugen Sie hierzu die Beine leicht und bringen Sie Ihren Oberkörper in Vorlage.

Aus der Kniebeuge kommen Sie gegen die Bandspannung in den aufrechten Stand. Lassen Sie die Arme leicht gebeugt und Ihre Schultern entspannt. Die Bewegung kommt aus Ihren Beinen.

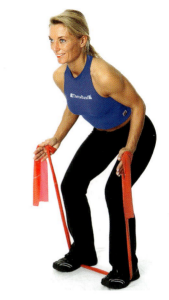

Ausgangsposition in leichter Kniebeuge

Führen Sie die Übung mehrmals durch und achten Sie auf eine gute Gewichtsverteilung auf beiden Füßen, wobei die Fersen bewusst am Boden bleiben.

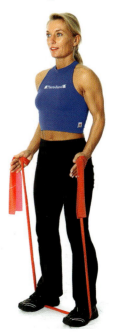

Gegen Bandspannung in den aufrechten Stand

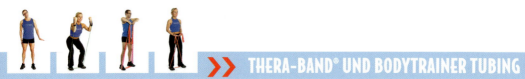

THERA-BAND® UND BODYTRAINER TUBING

>> **Übung für die Schulteraußenrotatoren (Parallelstand)**

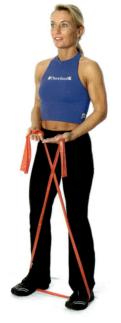

Sie haben das Übungsband im Parallelstand mittig unter den Füßen. Sie greifen die Enden des überkreuzten Übungsbandes und wickeln sie doppelt nach innen um Ihre Hände. Öffnen Sie Ihre Hände mit den Handflächen nach oben.

Ausgangsposition

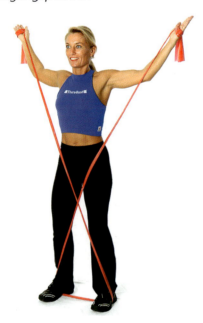

Führen Sie nur die Arme nach oben außen und unterstützen Sie diese Bewegung durch das Heben (Aufrichten) Ihres Brustkorbs.

Geöffnete Position

VERSCHIEDENE PROGRAMME

Ganzkörperübung in die Aufrichtung unter Gesamtkörperspannung (Parallelstand)

Sie haben das Übungsband im Parallelstand mittig unter den Füßen. Sie greifen die Enden des überkreuzten Übungsbandes und wickeln sie doppelt nach innen um Ihre Hände. Gehen Sie in die leichte Kniebeuge und halten Sie die Hände mit leichter Vordehnung des Übungsbandes auf Hüfthöhe.

Richten Sie sich bewusst gegen die Bandspannung bis in den aufrechten Stand auf und führen Sie das Band mit geöffneten Händen und Armen ganz nach oben.

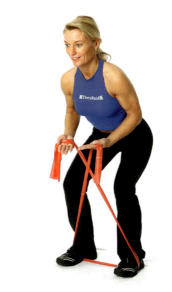

Ausgangsposition

Achten Sie auf Ihre stabile Haltung und spannen Sie Ihre Bauch- und Rückenmuskulatur an.

Gute Kontrolle haben Sie, wenn Sie sich seitlich zu einem Spiegel stellen. Ihre Hände bilden eine Linie mit Ihren Unterarmen.

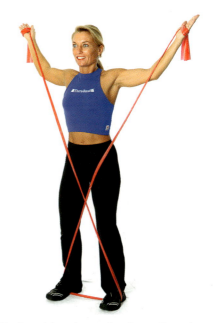

Endposition im aufrechten Stand

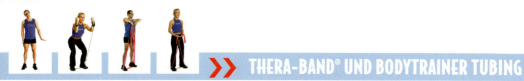

THERA-BAND® UND BODYTRAINER TUBING

» Übung zur Ganzkörperkoordination (Parallelstand)

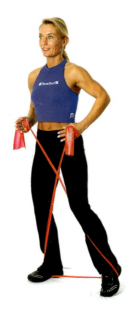

Sie haben das Übungsband im Parallelstand mittig unter den Füßen. Sie greifen die Enden des überkreuzten Übungsbandes und wickeln sie doppelt nach innen um Ihre Hände. Im Stand halten Sie die Hände mit leichter Vordehnung des Übungsbandes auf Hüfthöhe. Die linke Hand stützen Sie an der Hüfte ab und der linke Fuß hebt die Ferse an. Sie stehen mit Ihrem Gewicht auf dem rechten Bein. Die rechte Hand ist mit dem Daumen nach oben geöffnet.

Ausgangsposition

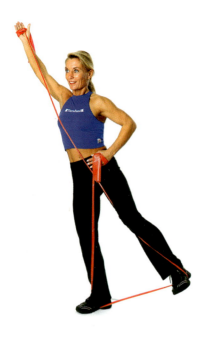

Heben Sie diagonal den rechten Arm und das linke Bein und versuchen Sie, beide gegen die Bandspannung zu strecken. Wiederholen Sie die Übung und wechseln Sie dann die Seiten.

Endposition:
Arm und Bein diagonal gestreckt

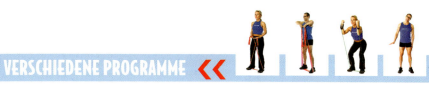

VERSCHIEDENE PROGRAMME

Übung für die Schulter- und Rückenmuskulatur (Schrittstellung)

Machen Sie einen Schritt nach vorne und bilden Sie mit dem hinteren Bein und Ihrem Rücken eine Linie. Dabei stehen Ihre Beine zum festen Stand hüftbreit auseinander und Ihr Gewicht ruht stärker vorne auf dem gebeugten Bein. Legen Sie das Übungsband mittig unter den vorderen Fuß (zur Sicherung, wenn Sie ohne Sportschuhe die Übungen ausführen, wickeln Sie es bitte doppelt um den Fuß) und greifen Sie die Enden des überkreuzten Übungsbandes und wickeln Sie sie doppelt nach innen um Ihre Hände, bis Sie auf Hüfthöhe die Vordehnung des Übungsbandes erreicht haben. Ihre Hände sind mit den Handflächen nach oben geöffnet.

Führen Sie einen Arm langsam gegen die Bandspannung nach oben hinten. Gehen Sie langsam zurück in die Ausgangsstellung und nach Wiederholungen der Übung wechseln Sie die Seite.

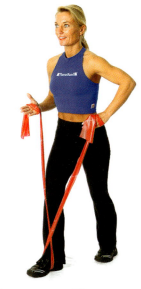

Ausgangsposition: in Schrittstellung (Band gekreuzt)

Bei sicherem Stand und stabiler Haltung im Rücken öffnen Sie Ihre Bewegung ruhig etwas weiter und schauen Sie Ihrer Hand nach (leichte Rotation).

Mit Rotation und Blick zur Hand

Streckung des Arms

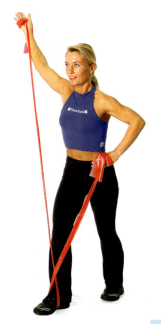

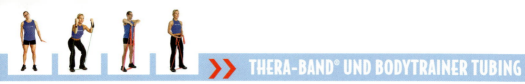 **THERA-BAND® UND BODYTRAINER TUBING**

 **Übung als Bücktraining
(Bein-, Rücken- und Schultermuskulatur) (Schrittstellung)**

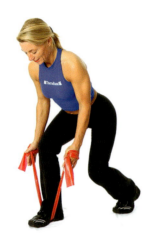

Legen Sie das Übungsband mittig unter den vorderen Fuß (zur Sicherung, wenn Sie ohne Sportschuhe die Übungen ausführen, wickeln Sie es bitte doppelt um den Fuß). Greifen Sie die Enden des Übungsbandes, wickeln Sie sie doppelt nach innen um Ihre Hände, bis Sie auf Unterschenkelhöhe die Vordehnung des Übungsbandes erreicht haben. Hierzu steht der hintere Fuß auf dem Fußballen und Sie gehen in eine Kniebeuge mit Vorlage des Oberkörpers.

Ausgangsposition

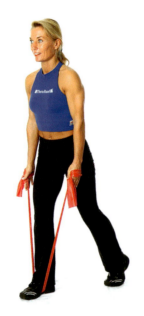

Sie richten sich gegen den Widerstand des Bandes auf. Belasten Sie dabei den vorderen Fuß auf der vollen Sohle. Die Arme holen Sie angewinkelt zum Körper heran. Dabei ist auch im aufgerichteten Stand das Gewicht auf dem vorderen Fuß. Führen Sie diese Übung mehrmals kontrolliert durch und wechseln Sie dann die Seite.

Endposition im Stand

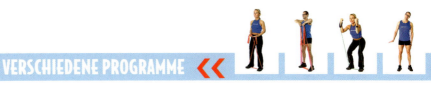

VERSCHIEDENE PROGRAMME

3.3 Zwei Ganzkörperprogramme

Diese beiden Ganzkörperprogramme können mehrfach genutzt werden:

- als Ein-Satz-Training für Einsteiger (jede Übung nur 1 x),
- als Kurzprogramm für zwischendurch oder auf der Reise zum Leistungserhalt,
- als Mehr-Satz-Training mit Pausen zwischen mehreren Sätzen einer Übung, bevor die nächste Übung absolviert wird,
- als Zirkeltraining, bei dem das ganze Programm vom Anfang bis zum Ende mehrmals mit jeweils einem Satz pro Übung und ohne Pausen durchgeführt wird.

Für das erste Ganzkörperprogramm brauchen Sie wenig Raum und lediglich das Übungsband. Es eignet sich somit ideal für die Reise oder für zwischendurch, z. B. am Arbeitsplatz.

Ganzkörperprogramm im Stehen
- Übung zur Kräftigung der Oberschenkelmuskulatur. (S. 53)
- Übung zur Kräftigung der gesamten Beinmuskulatur und des Gesäßes. (S. 66)
- Übung zur Kräftigung der seitlichen Bauchmuskulatur. (S. 74)
- Brustdrücken. (S. 117)
- Latissimuszug zur Brust. (S. 111)
- Bizeps Curl in Schrittstellung. (S. 123)
- Trizeps beidarmig im Stehen. (S. 121)
- Seitheben im Stehen. (S. 116)

Das zweite Programm ist so aufgebaut, dass jeweils ein Muskel (Agonist) bzw. eine Muskelgruppe trainiert wird und mit der nächsten Übung der Gegenspieler (Antagonist) bzw. die Gegenspieler trainiert werden.

Möglichkeiten zur Durchführung: sowohl Ein-Satz-Training als auch Mehr-Satz-Training. Eine zeitsparende und intensive Variante beim Satztraining

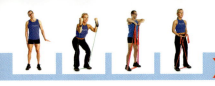

THERA-BAND® UND BODYTRAINER TUBING

ist es, den Agonisten und Antagonisten abwechselnd ohne Pause mit mehreren Sätzen zu trainieren, um dann zum nächsten Antagonistenpaar zu wechseln usw.

Diese Variante trainiert ebenso wie das Zirkeltraining stärker das Herz-Kreislauf-System, da keine Pausen durchgeführt werden. Sie sollten deshalb alle Ausgangsstellungen und Wicklungen bei dieser Trainingsform sicher beherrschen und zügig einnehmen können.

Antagonistentraining

- Übungsvariation zur Kniebeuge. (S. 71)
- Übung zur Kräftigung der Beinbeugermuskulatur. (S. 72)
- Abduktion in Seitlage. (S. 124)
- Adduktion in Seitlage. (S. 126)
- Liegestütze mit Übungsband – Gesundheitsliegestütze. (S. 118)
- Rudern sitzend. (S. 109)
- Crunch mit Übungsband gegen die Oberschenkel. (S. 106)
- Latissimuszug in Bauchlage. (S. 112)

3.4 Übungen für Bauch, Beine und Po

Die folgenden Übungen dienen der Muskelkräftigung für den Bauch, die Beine und den Po.

Bevor diese Übungen mit dem Übungsband ausgeführt werden, sollten Sie Ihren Körper etwas vorbereiten. Erwärmen Sie sich durch einfache Bewegungen und bereiten Sie so Ihre Muskulatur und das Gelenksystem auf die Trainingsbelastung vor.

Bewegungsbeispiele zur Vorbereitung:

Gehen Sie durch den Raum und verlagern Sie Ihr Gewicht mal auf die Fußspitze, mal auf die Ferse, um dann bewusst wieder über den ganzen Fuß abzurollen.

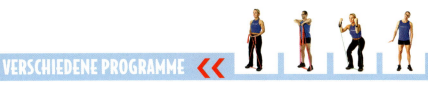

VERSCHIEDENE PROGRAMME

Bewegen Sie sich seitlich, indem Sie Ihr Gewicht von rechts nach links verlagern. Heben Sie abwechselnd mal das Knie mit an oder die Ferse Richtung Gesäß.

Gehen Sie in die Kniebeuge und richten Sie sich wieder auf. Dabei achten Sie auf eine gleichmäßige Gewichtsverteilung auf beide Füße.

Bei den nachfolgenden Übungsbeschreibungen wird auf eine Angabe der Belastungsnormative (Wiederholungszahl, Satz- und Pausengestaltung) verzichtet und auf Kap. 2.2 verwiesen. Die individuelle Wahl der Belastungsnormative hängt dabei immer vom Gesundheits- und Trainingszustand sowie den muskelspezifischen Trainingszielen ab.

3.4.1 Übungsauswahl im Stand mit Beinmanschetten

Ausgangsposition im Parallelstand mit den Fußschlaufen (Beinmanschetten) oberhalb der Fußknöchel (Hinweise zur Handhabung des Zubehörs in Kap. 1.5).

Stellen Sie Ihre Füße etwas mehr als hüftbreit auseinander mit gleichmäßiger Gewichtsverteilung auf beide Füße. Die Knie sind leicht gebeugt und das Becken befindet sich in mittlerer Position. Stellen Sie sich noch einmal Scheinwerfer in Ihren Beckenschaufeln vor. Sie können über die Beckenkippung das Scheinwerferlicht zum Boden strahlen lassen oder über eine starke Aufrichtung des Beckens nach oben in den „Himmel". Ihr Scheinwerferlicht soll über die mittlere Position nach vorne den Weg leuchten. Heben Sie Ihr Brustbein an und lassen Sie die Schultern entspannt. Ihre Schulterblätter gleiten nach hinten unten. Strecken Sie den Hinterkopf leicht nach oben, sodass Ihr Nacken lang wird.

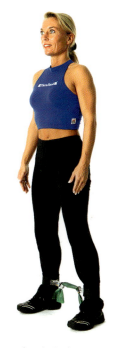

Parallelstand mit Beinmanschette

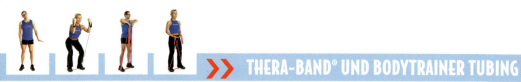

THERA-BAND® UND BODYTRAINER TUBING

Übung zur Kräftigung der Oberschenkelaußenseiten

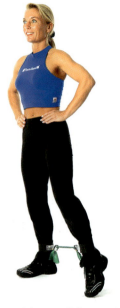

Sie stehen im Parallelstand und gehen mit den Füßen etwas weiter nach außen. Verlagern Sie das Gewicht von rechts nach links, als Bewegung des „Side-to-Side". Achten Sie auf Ihr Standbein und halten Sie Ihr Knie dort leicht gebeugt.

Ausgangsposition: „Side-to-Side"

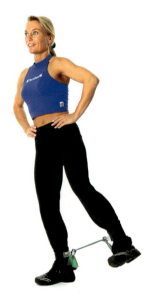

Dann heben Sie das Bein seitlich im Wechsel zur Seite an und stellen sich vor, Sie würden etwas seitlich mit dem Bein wegschieben wollen.

Achten Sie immer auf Ihre Bandspannung!

„Side Leg Lift"
gegen die Bandspannung

VERSCHIEDENE PROGRAMME

Übung zur Kräftigung der Beininnenseite

Sie stehen im Parallelstand und gehen mit den Füßen etwas weiter nach außen. Verlagern Sie das Gewicht von rechts nach links, als Bewegung des „Side-to-Side". Achten Sie auf Ihr Standbein und halten Sie Ihr Knie dort leicht gebeugt.

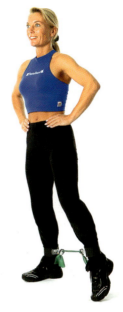

Ausgangsposition: „Side-to-Side"

Dann heben Sie ein Bein im Wechsel schräg vor Ihr Standbein und stellen sich vor, Sie würden einen Fußball spielen wollen. Sie führen bewusst die Innenseite Ihres Beins nach vorne und kommen dabei über Ihr Standbein hinaus. Führen Sie dann den Fuß weit zurück, um die Bandspannung zu halten und wechseln mit der Vordehnung auf die andere Seite.

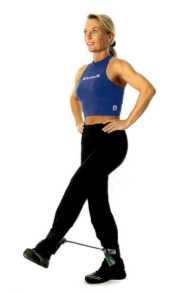

Endposition
(vorne vor dem Standbein)

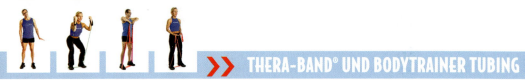

THERA-BAND® UND BODYTRAINER TUBING

Übung zur Kräftigung des Gesäßes

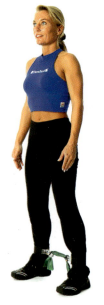

Sie stehen im Parallelstand mit weit geöffneten Beinen, sodass eine Vordehnung auf dem Band entsteht. Kommen Sie einen Schritt nach vorne und heben Sie das hintere Bein diagonal lang an. Ihr Oberkörper bewegt sich bei der Liftbewegung leicht nach vorne und Sie stehen auf Ihrem leicht gebeugten Standbein. Belasten Sie dabei den Fuß des Standbeins auf der vollen Sohle. Gehen Sie langsam zurück in den Parallelstand und starten dann mit der anderen Seite.

Ausgangsposition: Parallelstand

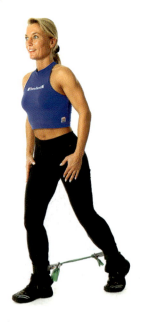

Schritt nach vorn

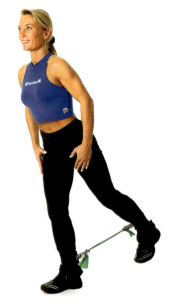

Hinteres Bein „Diagonal Lift"

VERSCHIEDENE PROGRAMME

Übung zur Kräftigung des Beinbeugers

Sie stehen im Parallelstand mit weit geöffneten Beinen, sodass eine Vordehnung auf dem Band entsteht. Kommen Sie einen Schritt nach vorne und heben Sie das hintere Bein angewinkelt an. Ihr Oberkörper bewegt sich bei der Liftbewegung leicht nach vorne, Sie stehen auf Ihrem leicht gebeugten Standbein und stützen sich leicht auf Ihrem Oberschenkel ab. Belasten Sie dabei den Fuß des Standbeins auf der vollen Sohle. Gehen Sie langsam zurück in den Parallelstand und starten dann mit der anderen Seite.

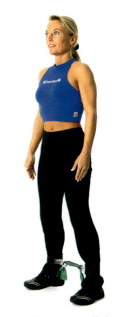

Ausgangsposition: Parallelstand

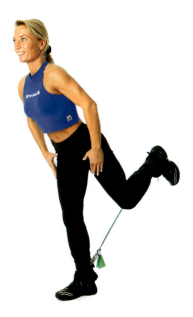

„Leg Curl"

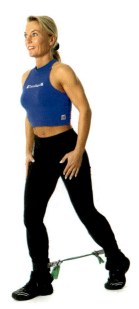

Schritt nach vorn

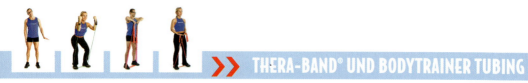

THERA-BAND® UND BODYTRAINER TUBING

>> **Übung zur Kräftigung der gesamten Beinmuskulatur und des Gesäßes**

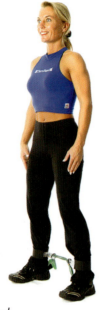

Sie stehen im Parallelstand mit weit geöffneten Beinen, sodass eine Vordehnung auf dem Band entsteht. Gehen Sie in die Kniebeuge, indem Sie Ihr Gewicht bewusst nach hinten verlagern, als wollten Sie sich auf einen Stuhl setzen. Aus der Kniebeuge kommen Sie hoch und heben ein Bein zur Seite. Setzen es im Stand wieder ab und gehen erneut in die Kniebeuge, um beim Hochkommen das andere Bein seitlich zu heben.

Parallelstand

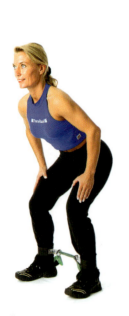
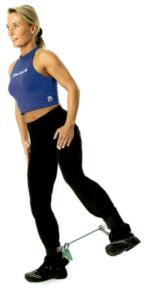
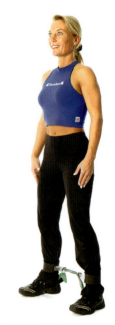

Kniebeuge *Aus der Beuge in den Stand mit „Side Lift"* *Parallelstand*

VERSCHIEDENE PROGRAMME

Übung zur Kräftigung der gesamten Beinmuskulatur

Starten Sie aus dem Parallelstand mit einem Fuß weit nach hinten. Der vordere Fuß ruht mit der gesamten Sohle am Boden, während sich vom hinteren Fuß nur die Fußspitze am Boden befindet. Gehen Sie mittig mit dem Körpergewicht in die Beinbeuge, als würden Sie sich langsam auf den Boden herablassen. Achten Sie unbedingt auf Ihr vorderes Knie und halten Sie es hinter Ihrem Fußballen. Kommen Sie ganz langsam wieder hoch und stellen Sie den hinteren Fuß wieder nach vorne. Seitenwechsel.

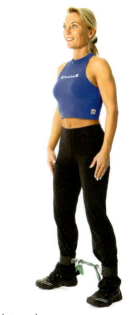

Parallelstand

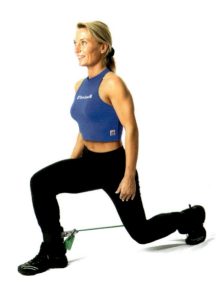

Beinbeuge

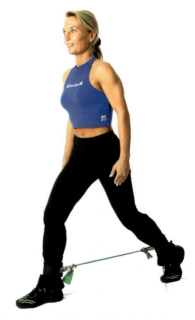

Fuß weit zurück auf der Fußspitze

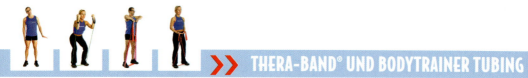

THERA-BAND® UND BODYTRAINER TUBING

>> **Übung zur Kräftigung der gesamten Beinmuskulatur**

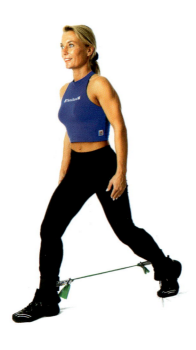

Machen Sie einen Schritt nach vorne und bilden Sie mit dem hinteren Bein und Ihrem Rücken eine Linie. Dabei stehen Ihre Beine zum festen Stand hüftbreit auseinander und Ihr Gewicht ruht stärker auf dem vorderen gebeugten Bein.

*Ausgangsposition
(Standbein etwas gebeugter)*

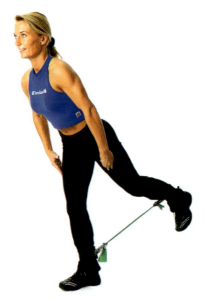

In der Schrittstellung beugen Sie das vordere Bein etwas stärker, um Ihre Stabilität zu halten. Das hintere Bein heben Sie gestreckt an und führen es leicht auf und ab. Stellen Sie es dann wieder ab und wechseln Sie die Seite.

„Leg Lift" in Schrittstellung

VERSCHIEDENE PROGRAMME

3.4.2 Übungsauswahl im Stand nur mit dem Übungsband

Übung zur Kräftigung der seitlichen Bauchmuskulatur

Sie haben das Übungsband im Parallelstand mittig unter den Füßen. Sie greifen die Enden des Übungsbandes und wickeln sie doppelt nach innen um Ihre Hände. Die Bandvordehnung liegt bei gestreckten Armen oberhalb Ihrer Oberschenkel.

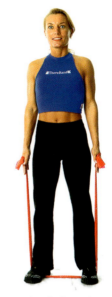

Parallelstand mit Band mittig unter den Füßen

Beugen Sie Ihren Oberkörper leicht zur Seite. Stellen Sie sich bewusst vor, wie sich Ihre Taille ineinanderschiebt und dann langsam beim Aufrichten wieder voneinander entfernt. Ihre Arme bleiben lang, die Bewegung richtet sich nur auf die Seitbeuge. Wechseln Sie auch die Seite.

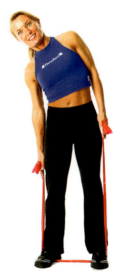

Seitbeuge (lange Arme)

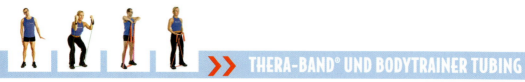

THERA-BAND® UND BODYTRAINER TUBING

» Übung zur Kräftigung der Oberschenkelmuskulatur

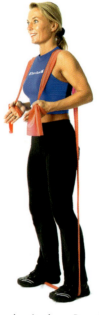

Sie haben das Übungsband im Parallelstand mittig unter den Füßen. Sie greifen die Enden des Übungsbandes und wickeln sie doppelt nach innen um Ihre Hände. Die Bandvordehnung ist flächig mit den Händen fixiert auf Ihren Schultern. Ihr Übungsband verläuft hinter dem Rücken.

Parallelstand mit dem Band auf den Schultern

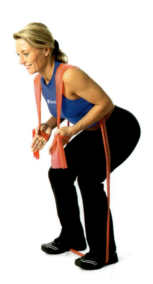

Gehen Sie in die Kniebeuge, indem Sie Ihr Gewicht bewusst nach hinten verlagern, als wollten Sie sich auf einen Stuhl setzen. Dabei halten Sie Ihr Körpergewicht auf beiden Füßen mit beiden Fersen am Boden und Ihre Knie hinter den Fußballen. Kommen Sie langsam gegen die Bandspannung wieder in den aufrechten Stand.

Kniebeuge

VERSCHIEDENE PROGRAMME

Übungsvariation zur Kniebeuge
(Kräftigung der Oberschenkelmuskulatur)

Sie haben das Übungsband im Parallelstand mittig unter einem Fuß. Sie greifen die Enden des Übungsbandes und wickeln sie doppelt nach innen um Ihre Hände. Heben Sie das Bein mit dem Übungsband an und halten Sie es angewinkelt auf Hüfthöhe. Ihre Arme sind angewinkelt am Körper und halten das Übungsband auf Vordehnung.

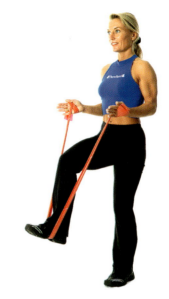

Bein angewinkelt auf Hüfthöhe

Ihr Standbein ist gebeugt und Sie strecken das gebeugte Bein gegen die Bandspannung Richtung Boden. Gleichmäßig und kontrolliert kommt das Bein wieder in die Beuge.

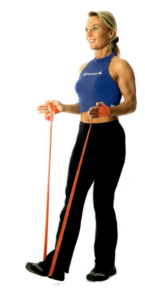

Bein schiebt gegen die Bandspannung Richtung Boden

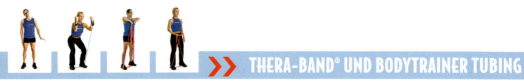

THERA-BAND® UND BODYTRAINER TUBING

3.4.3 Übungen mit dem Übungsband im Unterarmstütz

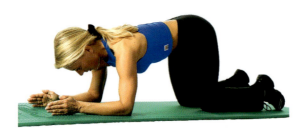

Unterarmstütz (Grundposition)

Sie stützen sich auf Ihre Unterarme und Knie. Bei Bedarf legen Sie ein großes Handtuch mehrfach gefaltet unter Ihre Knie. Spannen Sie Ihre Bauch- und Rückenmuskulatur an, dabei ist Ihr Becken aufgerichtet (die Scheinwerfer in den Beckenschaufeln leuchten gerade Richtung Boden) und Ihr Blick geht Richtung Boden. Ihre Ellbogen befinden sich unter Ihren Schultern.

>> **Übung zur Kräftigung der Beinbeugermuskulatur**

Sie wickeln das Übungsband mittig doppelt um einen Fuß, greifen die Enden des Übungsbandes und wickeln sie doppelt nach innen um Ihre Hände. Gehen Sie in den Unterarmstütz und legen Sie das Übungsband nach Möglichkeit mit unter Ihr aufgestelltes Knie. Das Bein mit dem befestigten Übungsband heben Sie an und führen es angewinkelt mit der Ferse Richtung Decke. Bewegen Sie das Bein nur bis zur Höhe Ihres Beckens und langsam wieder zurück. Halten Sie die Vordehnung und heben Sie das Bein erneut an. Während der Wiederholungen halten Sie immer die Vordehnung Ihres Übungsbandes. Wechseln Sie nach kurzer Entspannung die Seite.

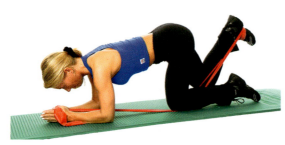

Grundposition mit Bandfixierung

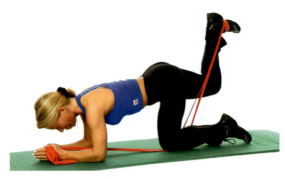

Lift bis Beckenhöhe

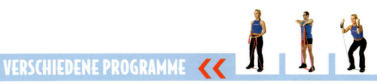

VERSCHIEDENE PROGRAMME

Übung zur Kräftigung des Gesäß- und Beinstreckermuskulatur

Sie wickeln das Übungsband mittig doppelt um einen Fuß. Greifen Sie die Enden des Übungsbandes und wickeln Sie sie doppelt nach innen um Ihre Hände.

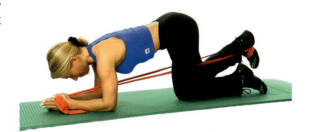

Ausgangsposition mit Bandwicklung um einen Fuß

Das Bein mit dem befestigten Übungsband heben Sie an und strecken es gegen die Bandspannung nach hinten. Halten Sie Ihren Rücken und Bauch angespannt und stellen Sie sich vor, Sie schieben etwas mit Ihrer Fußsohle von Ihnen weg. Führen Sie das Bein langsam zurück in die Beuge und halten Sie die Vordehnung, um erneut in die Streckung zu arbeiten. Wechseln Sie nach kurzer Entspannung die Seite.

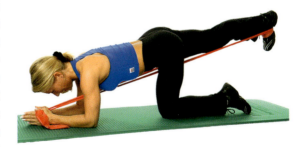

Endposition: Beinstreckung

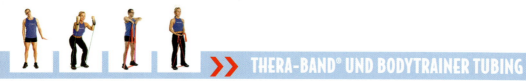

3.4.4 Übung im Sitz

Übung zur Kräftigung der schrägen Bauchmuskulatur mit leichter Rotation

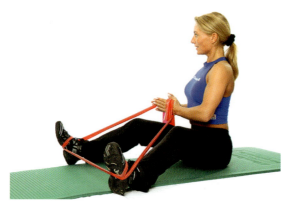

Sitz mit geöffneten, leicht gebeugten Beinen (Startseite beachten)

Setzen Sie sich aufrecht mit weit geöffneten und leicht gebeugten Beinen hin. Legen Sie Ihr Übungsband mittig um Ihre Fußsohlen. Greifen Sie die Enden doppelt gewickelt mit beiden Händen und halten Sie diese zusammen. Stellen Sie sich Scheinwerfer in Ihren Beckenschaufeln vor, sie sollen nach vorne scheinen und dies auch während der folgenden Bewegung.

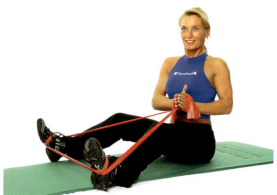

Endposition auf Höhe des anderen Oberschenkels

Richten Sie sich bewusst mit leichter Vordehnung des Übungsbandes auf und führen Sie nun Ihren Oberkörper und Ihre Hände auf Höhe Ihres linken Oberschenkels. Ihr Becken bleibt am Ort. Sie führen mit einer leichten Rotation in der Brustwirbelsäule Ihr Übungsband bis zur Höhe Ihres rechten Oberschenkels. Arbeiten Sie langsam und kontrollieren Sie Ihre Scheinwerfer. Führen Sie das Band wieder zurück und halten Sie die Vorspannung, um die Übung zu wiederholen. Seitenwechsel.

3.4.5 Übung in der Seitenlage

Legen Sie sich mit geschlossenen Beinen auf die Seite. Holen Sie die Beine leicht gebeugt zu sich heran und stützen Sie sich auf Ihrem Unterarm ab.

Übung zur Kräftigung der Bauch-, Bein- und Schultermuskulatur

Sie legen Ihr Übungsband als Schlinge flächig um Ihre Oberschenkel und winkeln Ihre Beine an. Stützen Sie sich auf Ihrem Unterarm ab und achten Sie darauf, dass sich Ihr Ellbogen unter Ihrem Schultergelenk befindet.

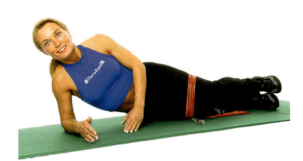

Seitstütz mit Schlinge um die Oberschenkel

Nun heben Sie Ihr Gesäß an, bilden eine Linie mit Ihrem Körper und spreizen Ihr Bein leicht ab. Halten Sie die Spannung, gehen Sie langsam zurück bis kurz vor dem Boden und führen Sie die Übung erneut durch. Seitenwechsel.

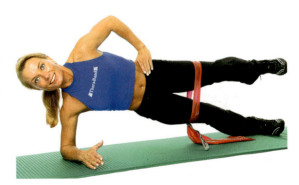

Seitstütz mit abgespreiztem Oberschenkel

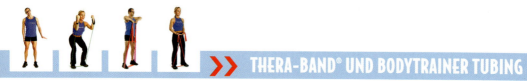

THERA-BAND® UND BODYTRAINER TUBING

3.4.6 Übungen in der Rückenlage

Legen Sie sich auf den Rücken und stellen Sie die Beine angewinkelt auf.

Übung zur Kräftigung der Bein- und Bauchmuskulatur (auch Armmuskulatur)

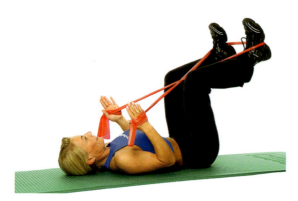

Legen Sie das Übungsband mittig um die Füße. Greifen Sie die überkreuzten Enden des Übungsbandes und wickeln Sie sie doppelt nach innen um Ihre Hände. Heben Sie beide Beine zum rechten Winkel an und halten Sie Ihre Hände auf Brusthöhe.

Ausgangsposition im Liegen

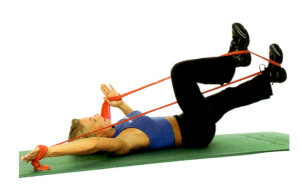

Bewegen Sie diagonal ein Bein und einen Arm lang in die Streckung und halten Sie Ihre Bauchspannung (Lendenwirbelsäule auf dem Boden). Ihr Bein und Ihr Arm bilden eine Linie mit Ihrem Körper und kontrolliert langsam kommen Sie zurück in die Beuge. Starten Sie mit der Vorspannung des Übungsbandes und bewusster Grundspannung in der Bauchmuskulatur mit der jeweils anderen Seite.

Endposition: diagonal gestreckt

VERSCHIEDENE PROGRAMME

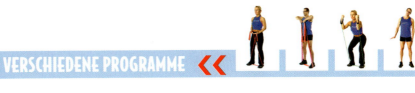

Übung zur Kräftigung der Oberschenkel-, Gesäß- und Rückenmuskulatur

Umwickeln Sie mit dem Übungsband von unten nach oben Ihre Hüfte. Greifen Sie die Enden des Übungsbandes und wickeln Sie sie doppelt nach innen um Ihre Hände und legen Sie die Enden mit dem Handrücken nach unten neben dem Körper ab.

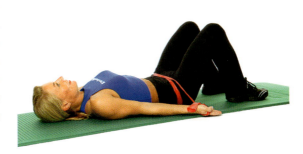

Ausgangsposition mit Wicklung um die Hüfte

Heben Sie Ihr Becken gegen die Bandspannung an, bis Ihr Oberschenkel und Ihr Oberkörper eine Linie bilden. Während Ihrer Übungswiederholungen halten Sie Ihr Becken immer über dem Boden und gehen mit der Vordehnung in die nächste Bewegung. Erst am Ende legen Sie Ihr Becken wieder am Boden ab. Arbeiten Sie langsam und gleichmäßig.

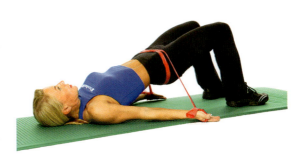

Endposition mit angehobenem Becken

Weitere Übungsanregungen finden Sie auch in Kap. 4.2.

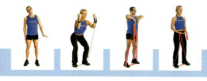

THERA-BAND® UND BODYTRAINER TUBING

3.5 Anregungen für das Training in der Gruppe

3.5.1 Das energiereiche Ganzkörper-Kräftigungs-Workout mit dem Bodytrainer Tubing

Die Thera-Band® Tubes und das Bodytrainer Tubing bestehen aus Naturlatex und sind in sieben (vier) progressiven Widerständen erhältlich. Sie sind mit den Eigenschaften des Thera-Band®-Übungsbandes vergleichbar. Auf Grund eines etwas anderen Herstellungsverfahrens und der Ummantelung eignet es sich besser für die Nutzung im Gruppentraining mit festen Turnschuhen in öffentlichen Hallen und Räumen, da es unempfindlicher ist. Thera-Band®-Tube gibt es auch in verschiedenen Längen und jegliches Thera-Band®-Zubehör lässt sich nutzen. Das Bodytrainer Tubing hingegen ist 1,40 m lang und mit weichen sowie flexiblen Griffen versehen.

Die folgenden Übungen dienen der Muskelkräftigung in einem Workout über 45-60 Minuten. In der Zusammenstellung wird bewusst auf die Umsetzbarkeit im Gruppentraining geachtet. So stehen fließende Bewegungsübergänge und einfache Übungsabläufe im Vordergrund. Selbstverständlich lassen sich alle Übungen auch im Einzeltraining verwenden.

Zu Beginn jeder Trainingseinheit erfolgt die Erwärmung und Vorbereitung des Körpers auf das nachfolgende Training. Empfehlenswert ist, im „Warm-up" Bewegungsabläufe in die Aufrichtung des Körpers zu integrieren, da diese Bewegung später mit Zusatzgerät gefordert wird. Mobilisieren Sie alle Gelenke und sorgen Sie für eine ausreichende Erwärmung.

Aufteilung Ihrer Kursstunde:	
Warm-up ohne Zusatzgerät:	ca. 10-15 Minuten
Workout inklusive Floorwork mit dem Bodytrainer Tubing:	ca. 30-35 Minuten
Relax & Stretch:	ca. 5-10 Minuten

VERSCHIEDENE PROGRAMME

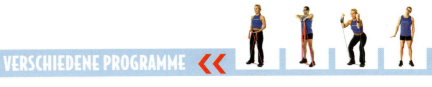

Persönliche Empfehlung zur Bewegungsausführung und damit verbundener Musiktempoauswahl:

- Wichtig ist ein kontrolliertes und harmonisches Ausführen der Übungen. Jeder Teilnehmer soll die Bewegungsabläufe mit Muskelspannung durchführen und diese in den Wiederholungen beibehalten. Daraus ergibt sich für den Trainer die Notwendigkeit, klare und kurze Anweisungen zu geben und eine vorbildliche Körperhaltung und Bewegungsausführung zu zeigen. Das Musiktempo sollte im Bereich von 110-128 bpm liegen, wobei die Bewegungsausführungen der Arme häufig im halben Tempo stattfinden.

3.5.2 Übungsabfolge im Ganzkörper-Kräftigungs-Workout

Achten Sie grundsätzlich auf die korrekte Handhabung. In den ersten Übungsfolgen stehen Sie auf dem Bodytrainer Tubing, wobei die zeitlich richtige Abfolge von Ausgangsposition und Vordehnung bedeutsam ist. Halten Sie die Griffe des Bodytrainer Tubing in Ihren Händen und legen

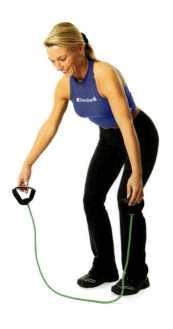
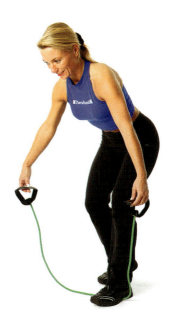

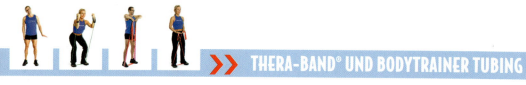

THERA-BAND® UND BODYTRAINER TUBING

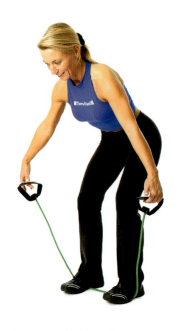
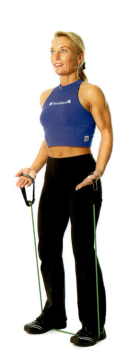

Bodytrainer Tubing flach am Boden

Sie das Tubing flach und ohne Vordehnung am Boden ab. Steigen Sie dann mit den Füßen hüftbreit ohne Vordehnung auf das Tubing. Lassen Sie Ihre Arme lang (Parallelstand auf dem Bodytrainer Tubing).

Erst im Stand auf dem Tubing holen Sie die Griffe auf Hüfthöhe und das Tubing erhält die notwendige Vordehnung!

PARALLELSTAND AUF DEM BODYTRAINER TUBING

Stellen Sie Ihre Füße etwas mehr als hüftbreit auseinander mit gleichmäßiger Gewichtsverteilung auf beiden Füßen. Die Knie sind leicht gebeugt und das Becken befindet sich in mittlerer Position. Heben Sie Ihr Brustbein an und lassen Sie die Schultern entspannt. Ihre Schulterblätter gleiten nach hinten unten. Strecken Sie den Hinterkopf leicht nach oben, sodass Ihr Nacken lang wird.

VERSCHIEDENE PROGRAMME

Übung zur Kräftigung der Armmuskulatur

Sie stehen im Parallelstand auf dem Bodytrainer Tubing und halten die Griffe in den Händen.

Die Oberarme befinden sich am Körper und Sie beugen die Unterarme ganz leicht, sodass Sie die Spannung des Oberarmmuskels spüren. Die leichte Armbeuge mit der Vorspannung des Tubings stellt Ihre Ausgangsposition dar.

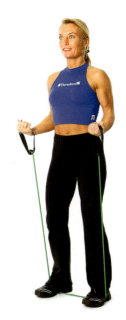

Ausgangsposition mit Spannung im Bizeps

Beugen Sie Ihre Arme im Ellbogengelenk und führen Sie die Hände bis Schulterhöhe. Senken Sie die Arme wieder bis zur Ausgangsposition. Achten Sie auf gerade Handgelenke und führen Sie die Bewegung mehrmals durch. Variieren Sie die Bewegung von einarmigen zu beidarmigen Ausführungen.

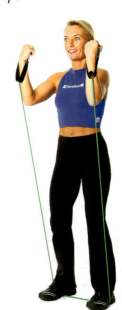

Endposition: Armbeuge – Handgelenke gerade

THERA-BAND® UND BODYTRAINER TUBING

Übung zur Kräftigung der Gesäß- und Beinmuskulatur

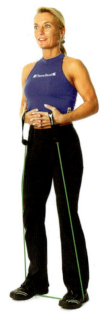

Sie stehen im Parallelstand auf dem Bodytrainer Tubing und halten die Griffe in beiden Händen. Die Hände stützen Sie an der Hüfte ab oder halten Sie geschlossen vor dem Körper. Achten Sie auf die Spannung im Bodytrainer Tubing.

*Ausgangsposition
(Hände vor dem Körper)*

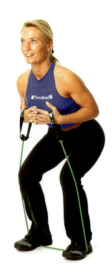

Gehen Sie in die Kniebeuge, indem Sie Ihr Gewicht bewusst nach hinten verlagern, als wollten Sie sich auf einen Stuhl setzen. Führen Sie die Bewegung langsam aus (halbes Tempo). Lassen Sie Ihre Schultern locker, die Bewegung kommt nur aus den Beinen.

Kniebeuge

VERSCHIEDENE PROGRAMME

Bewegung zur Durchblutung

Sie stehen im Parallelstand auf dem Bodytrainer Tubing und beginnen, auf dem Tubing zu marschieren.

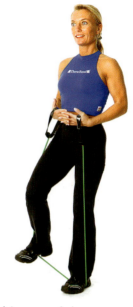

Marschieren auf dem Bodytrainer Tubing

Achten Sie auf das Einhalten Ihrer leicht geöffneten Beinstellung, damit sich Ihre Spannung im Tubing unten hält und nicht zu stark wird. Ihre Hände führen Sie in der Bewegung mit.

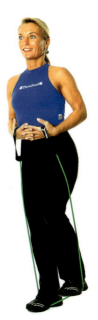

Marschieren auf dem Bodytrainer Tubing

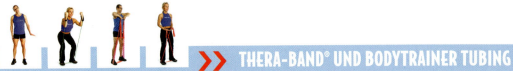

THERA-BAND® UND BODYTRAINER TUBING

Kombinationsübung zur Kräftigung der Arm-, Gesäß- und Beinmuskulatur

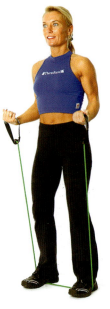

Sie stehen im Parallelstand auf Ihrem Bodytrainer Tubing und verbinden die Kniebeuge mit einer Armbeuge im halben Tempo.

Ausgangsposition

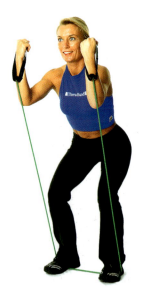

Gehen Sie in die Kniebeuge und heben Sie die Arme im 90°-Winkel nach vorne an, bis sich Ihre Oberarme knapp unter Schulterhöhe befinden. Halten Sie dabei Ihre Schulterblätter tief.

Kniebeuge mit Bizeps Curl

VERSCHIEDENE PROGRAMME

Übung zur Kräftigung der Schultermuskulatur (seitlich)

Sie stehen im Parallelstand auf dem Bodytrainer Tubing. Ihre Arme sind seitlich angewinkelt am Körper. Öffnen Sie Ihre Hände, indem Ihre Daumen nach oben zeigen.

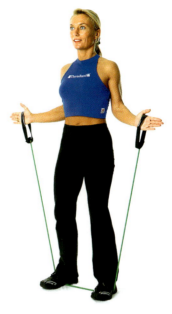

Ausgangsposition: Arme am Körper mit geöffneten Händen

Stellen Sie sich eine Schiebetür vor, die Sie gleichmäßig nach rechts und links öffnen. Schieben Sie Ihre Arme seitlich zur Schulterhöhe. Führen Sie die Arme langsam wieder zurück zum Körper. Arbeiten Sie langsam im halben Tempo.

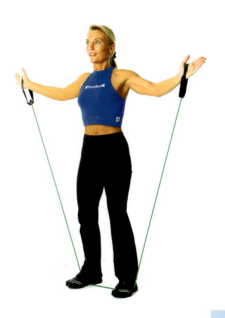

Schiebetür zur Schulterhöhe

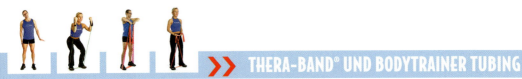 **THERA-BAND® UND BODYTRAINER TUBING**

Bewegung zur Durchblutung und Kräftigung der Beinaußenseiten

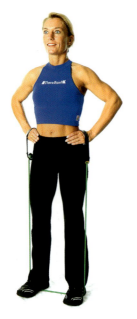

Sie stehen im Parallelstand auf dem Bodytrainer Tubing. Halten Sie Ihren Beinabstand in der folgenden Bewegung unbedingt auch während der Durchführung ein.

Ausgangsposition

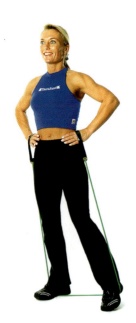

Sie tappen Ihre Füße im Wechsel nach rechts und links außen. Ihre Hände sind mit den Griffen auf Hüfthöhe abgestützt und Ihre Schultern entspannt.

„Tap seit"

VERSCHIEDENE PROGRAMME

Übung zur Kräftigung der Gesäß- und Beinmuskulatur

Sie stehen im Parallelstand auf dem Bodytrainer Tubing und halten die Griffe in den Händen. Die Hände stützen Sie an der Hüfte ab oder halten diese geschlossen vor dem Körper. Achten Sie auf die Spannung im Bodytrainer Tubing.

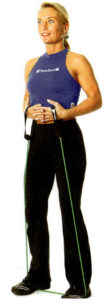

Ausgangsposition

Gehen Sie in die Kniebeuge und variieren Sie das Tempo der Bewegung. Arbeiten Sie mal im schnelleren, aber kontrollierten Tempo, mal im halben Tempo. Variieren Sie das Tempo der Bewegung.

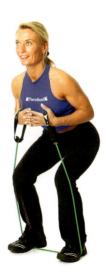

Endposition

THERA-BAND® UND BODYTRAINER TUBING

>> **Übung zur Kräftigung der Schultermuskulatur (frontal)**

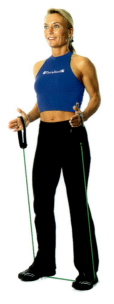

Sie stehen im Parallelstand auf dem Bodytrainer Tubing. Ihre Arme sind angewinkelt am Körper. Öffnen Sie Ihre Hände, indem Ihre Daumen nach oben zeigen.

Ausgangsposition

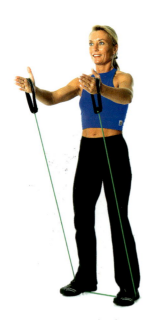

Schieben Sie Ihre Arme langsam nach vorne zur Schulterhöhe. Beachten Sie Ihre Grundspannung in der Bauch- und Rückenmuskulatur und heben Sie die Arme nur so weit, wie es Ihnen bei Einhaltung der Grundspannung möglich ist. Langsam führen Sie die Arme wieder zurück.

Arme nach vorne schieben

VERSCHIEDENE PROGRAMME

Bewegung zur Kräftigung der Beinaußenseiten

Sie stehen im Parallelstand auf dem Bodytrainer Tubing. Halten Sie Ihren Beinabstand in der folgenden Bewegung unbedingt auch während der Durchführung ein. Ihre Hände halten die Griffe vor dem Körper auf Hüfthöhe.

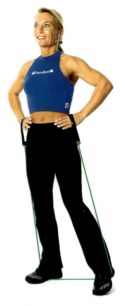

Ausgangsposition

Verlagern Sie Ihr Körpergewicht seitlich nach rechts und links und tappen Sie mit der Fußspitze auf den Boden. Dann beginnen Sie, aus dem seitlichen Tap langsam Ihr Bein zu heben. Heben Sie nun im Wechsel mit der Gewichtsverlagerung Ihr Spielbein bis maximal 45° gegen die Spannung des Tubings an.

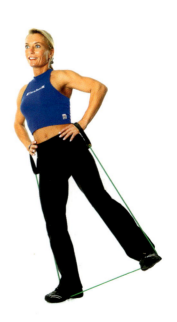

„Side Leg Lift"

THERA-BAND® UND BODYTRAINER TUBING

>> **Bewegung zur Durchblutung**

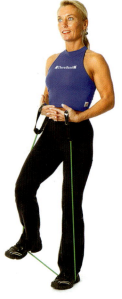

Sie stehen im Parallelstand auf dem Bodytrainer Tubing und beginnen zu marschieren.

Achten Sie auf das Einhalten Ihrer leicht geöffneten Beinstellung, damit sich Ihre Spannung im Tubing unten hält und nicht zu stark wird. Ihre Hände führen Sie in der Bewegung mit.

Marschieren auf dem Bodytrainer Tubing

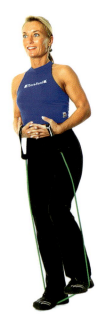

Marschieren auf dem Bodytrainer Tubing

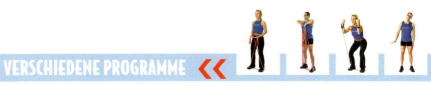

VERSCHIEDENE PROGRAMME

Übung zur Kräftigung der Schulteraußenrotatoren

Sie stehen im Parallelstand auf dem Bodytrainer Tubing und überkreuzen das Bodytrainer Tubing. Halten Sie die Ellbogen bewusst am Körper.

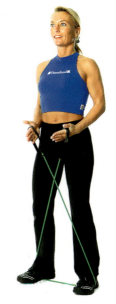

Ausgangsposition mit gekreuztem Tubing

Das Tubing ist vorgedehnt und Sie öffnen Ihre Arme. Führen Sie nur die Unterarme nach außen und unterstützen Sie diese Bewegung durch das Heben (Aufrichten) Ihres Brustkorbs.

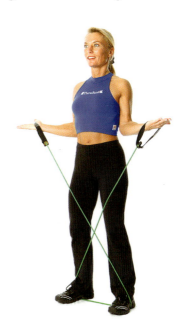

Mantelöffnen eng

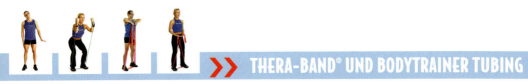

THERA-BAND® UND BODYTRAINER TUBING

>> **Bewegung zur Kräftigung der Bein- und Gesäßmuskulatur**

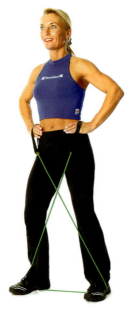

Sie stehen im Parallelstand auf dem überkreuzten Bodytrainer Tubing. Halten Sie Ihren Beinabstand in der folgenden Bewegung wieder unbedingt ein. Ihre Hände halten die Griffe vor dem Körper auf Hüfthöhe.

Ausgangsposition

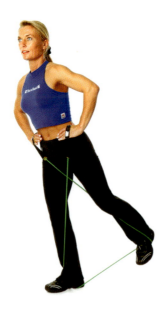

Verlagern Sie Ihr Körpergewicht nochmals seitlich nach rechts und links und tappen Sie mit der Fußspitze am Boden. Dann beginnen Sie, aus dem seitlichen Tap langsam Ihre Beine im Wechsel schräg nach hinten anzuheben. Stellen Sie sich vor, Sie gleiten im Wechsel wie bei einer Skating- oder Skilanglaufbewegung. Ihr Körpergewicht verlagert sich dabei auf Ihrem Standbein leicht nach vorne. Beachten Sie Ihre Grundspannung in der Bauch- und Rückenmuskulatur.

„Leg Lift" schräg nach hinten

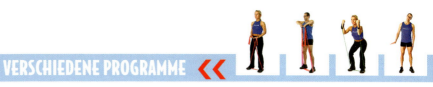

VERSCHIEDENE PROGRAMME

Übung zur Kräftigung der Gesäß- und Beinmuskulatur

Sie stehen im Parallelstand auf dem überkreuzten Bodytrainer Tubing und halten die Griffe in den Händen. Die Hände stützen Sie an der Hüfte ab oder halten diese geschlossen vor dem Körper. Achten Sie auf die Spannung im Bodytrainer Tubing.

Gehen Sie in die Kniebeuge und variieren Sie das Tempo der Bewegung. Arbeiten Sie mal im schnelleren, aber kontrollierten Tempo, mal im halben Tempo.

(Übung siehe S. 81, nur mit dem überkreuzten Bodytrainer Tubing.)

Übung zur Ganzkörperkoordination (Parallelstand)

Sie stehen im Parallelstand auf dem überkreuzten Bodytrainer Tubing. Ihre Hände halten die Griffe vor dem Körper auf Hüfthöhe. Die linke Hand stützen Sie an der Hüfte ab und der linke Fuß hebt die Ferse an. Sie stehen mit Ihrem Gewicht auf dem rechten Bein. Die rechte Hand ist geöffnet. Heben Sie den rechten Arm und das linke Bein und versuchen Sie, beide gegen die Bandspannung zu strecken. Arbeiten Sie seitlich im Wechsel.

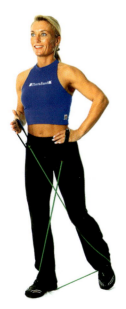

Ausgangsposition

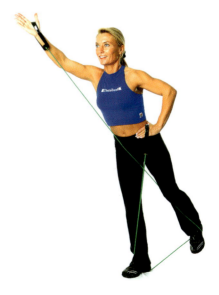

Ausführung zu einer Seite

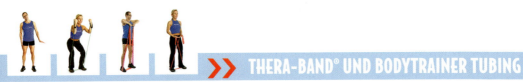

THERA-BAND® UND BODYTRAINER TUBING

**ÜBUNGEN IN SCHRITTSTELLUNG
MIT DEM BODYTRAINER TUBING HINTEN**

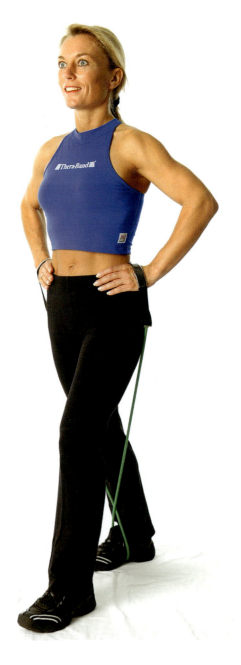

Machen Sie einen Schritt aus dem Bodytrainer Tubing nach vorne, sodass das Tubing unter Ihrem hinteren Fuß verläuft. Bilden Sie mit dem hinteren Bein und Ihrem Rücken eine Linie. Dabei stehen Ihre Beine bei festem Stand hüftbreit auseinander und Ihr Gewicht ruht stärker vorne auf dem gebeugten Bein. Sie lösen das gekreuzte Tubing und führen es wieder parallel am Bein rechts und links. Halten Sie die Griffe in Ihren Händen auf Hüfthöhe.

Ausgangsposition mit Tubing hinten in der Schrittstellung

VERSCHIEDENE PROGRAMME

Übung zur Kräftigung der Brustmuskulatur

In der Schrittstellung halten Sie Ihre Arme angewinkelt und Ihre Hände auf Brusthöhe.

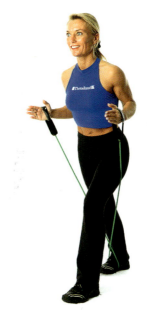

Ausgangsposition

Führen Sie Ihre Arme lang nach vorne, bis Sie sich mittig vor Ihrem Körper auf Brusthöhe treffen. Lassen Sie Ihre Schulterblätter tief und achten Sie auf Ihre Grundspannung.

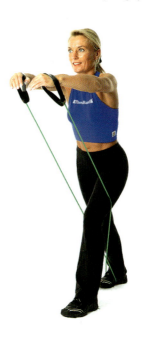

Ausführung: Arme vorne auf Brusthöhe

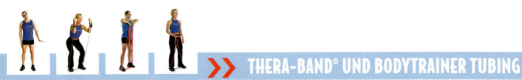

THERA-BAND® UND BODYTRAINER TUBING

Übung zur Kräftigung der Schulter- und Armmuskulatur

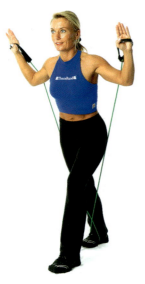

In Schrittstellung halten Sie Ihre Arme angewinkelt hinter Ihrem Körper auf Schulterhöhe. Ihre Arme bilden eine U-Form.

Ausgangsposition: Arme in U-Form

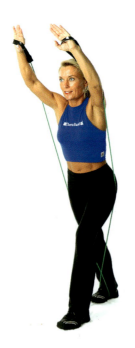

Strecken Sie Ihre Arme mit geöffneten Händen nach vorne oben. Sie halten Ihre Arme dabei neben die Ohren und achten auf Ihren Rücken. Gerade in der Rückführung des Tubings arbeiten Sie kontrolliert und halten Ihre Grundspannung.

Ausführung gestreckt/Körperlinie beachten

VERSCHIEDENE PROGRAMME

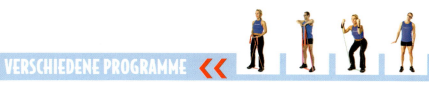

ÜBUNGEN IN SCHRITTSTELLUNG MIT DEM BODYTRAINER TUBING VORNE

Machen Sie nun einen Schritt aus dem Bodytrainer Tubing nach hinten, sodass das Tubing unter Ihrem vorderen Fuß verläuft und sich Ihr Körpergewicht nun mehr auf das andere Bein verlagert. Bilden Sie mit dem hinteren Bein und Ihrem Rücken eine Linie. Dabei stehen Ihre Beine zum festen Stand hüftbreit auseinander und Ihr Gewicht ruht stärker vorne auf dem gebeugten Bein. Sie halten die Griffe in Ihren Händen auf Hüfthöhe und überkreuzen Ihr Tubing.

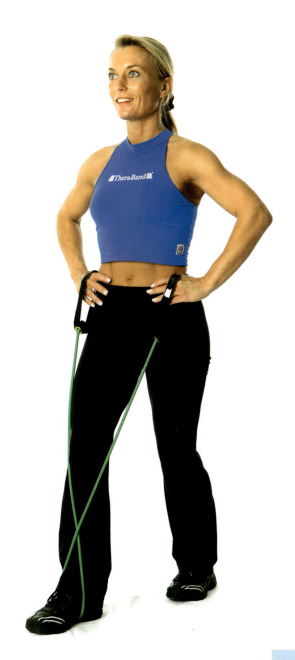

Ausgangsposition mit Tubing vorne in der Schrittstellung

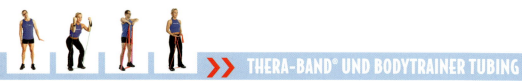

THERA-BAND® UND BODYTRAINER TUBING

>> **Bewegung zur Durchblutung und Lockerung**

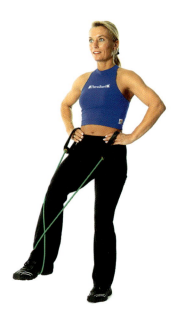

In der Schrittstellung verlagern Sie Ihr Gewicht nach hinten und vorne, indem Sie vorne die Fußspitze aufsetzen und dann hinten die Fußspitze.

Ihre Hände halten die Griffe auf Hüfthöhe und Ihre Arme und Schultern sind entspannt.

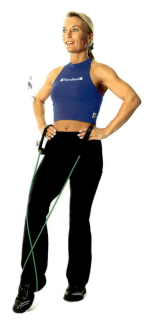

Schrittstellung Fußspitze vorne

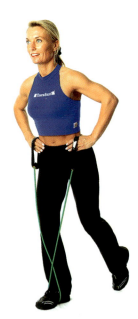

Schrittstellung: Fußspitze tappt hinten

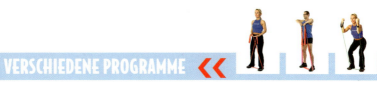

VERSCHIEDENE PROGRAMME «

Übung zur Kräftigung der Arm- und Schultermuskulatur

In Schrittstellung fassen Sie auf Hüfthöhe mit beiden Händen in die übereinandergelegten Griffe. Ziehen Sie das Bodytrainer Tubing zur Brust.

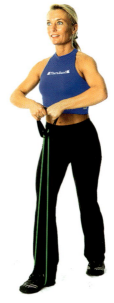

Ausgangsposition im Doppelgriff

In der Endposition bilden Ihre Ellbogen den höchsten Punkt und Sie halten dabei Ihre Schultern tief und Ihre Handgelenke gerade. Führen Sie das Tubing langsam zurück.

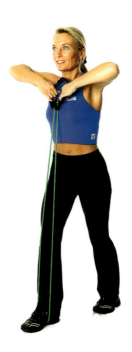

„Upright Row"

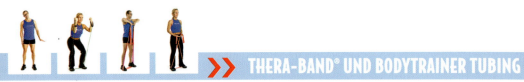

THERA-BAND® UND BODYTRAINER TUBING

Übung zur Kräftigung der hinteren Armmuskulatur

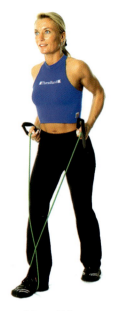

In Schrittstellung halten Sie Ihre Arme angewinkelt auf Hüfthöhe. Dabei befinden sich Ihre Ellbogen hinter Ihrem Körper. Sie greifen mit Ihren Händen am Ende der Schlaufe das „Tubing".

Ausgangsposition: Trizeps

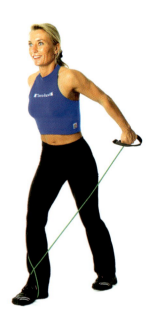

Halten Sie Ihre Oberarme fixiert und strecken Sie nur Ihre Unterarme und beugen Sie sie wieder. Halten Sie Ihre Handgelenke gerade und blicken Sie nach vorne auf den Boden. Beachten Sie Ihre Grundspannung. Die Bewegung kommt nur aus den Armen.

Endposition: Armstreckung

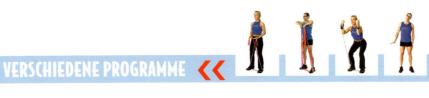

VERSCHIEDENE PROGRAMME

Übung zur Kräftigung der Schulteraußenrotatoren

In der Schrittstellung halten Sie Ihre Arme bei überkreuztem Bodytrainer Tubing angewinkelt auf Hüfthöhe. Öffnen Sie Ihre Hand mit der Handfläche zur Decke.

Starten Sie die Bewegung einarmig und führen Sie diese später auch beidarmig aus. Sie führen einen Arm angewinkelt seitlich nach außen und hinten. Dabei bleibt Ihr Becken stabil und Ihr Brustkorb richtet sich auf.

Schauen Sie der Hand nach, als wollten Sie etwas servieren. Arbeiten Sie rechts und links im Wechsel und im halben Tempo. Beachten Sie immer Ihre Tubespannung.

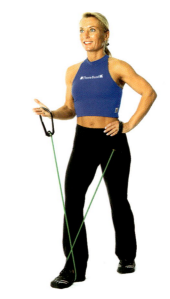

Ausgangsposition zum „einarmigen Servieren"

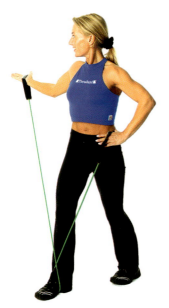

Mit „Nachschauen"

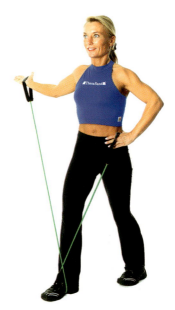

Endposition: „einarmiges Servieren"

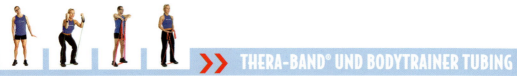

» THERA-BAND® UND BODYTRAINER TUBING

» Übung zur Kräftigung der
Schulter- und Rückenmuskulatur in der Aufrichtung

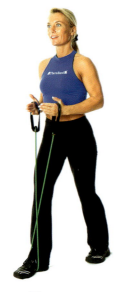

*Ausgangsposition:
geöffnete Hände an der Hüfte*

In der Schrittstellung halten Sie Ihre Arme angewinkelt auf Hüfthöhe. Ihre Hände sind geöffnet und Sie richten sich bewusst gegen die Tubespannung bis in den aufrechten Stand auf und führen das Tubing mit geöffneten Händen und Armen ganz nach oben. Stellen Sie sich eine Sonne vor, die kräftig strahlt.

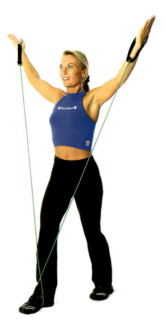

Aufrichtung

VERSCHIEDENE PROGRAMME

Das Workout endet hier. Bei Bedarf kann das Workout mit einem Bodenteil ergänzt werden. Übungsanregungen finden Sie auch in Kap. 4.

Diese Stunde endet bewusst im Stand, um den Teilnehmer am Ende der Stunde mit dem Körpergefühl der Aufrichtung zu entlassen. Ein abschließendes „Cool down" ohne das Bodytrainer Tubing sorgt für den Übergang in eine kurze Relax & Stretch-Phase. Hier gilt es, auch die bewusste Atmung und Aufrichtung mit einfließen zu lassen.

>> **THERA-BAND® UND BODYTRAINER TUBING**

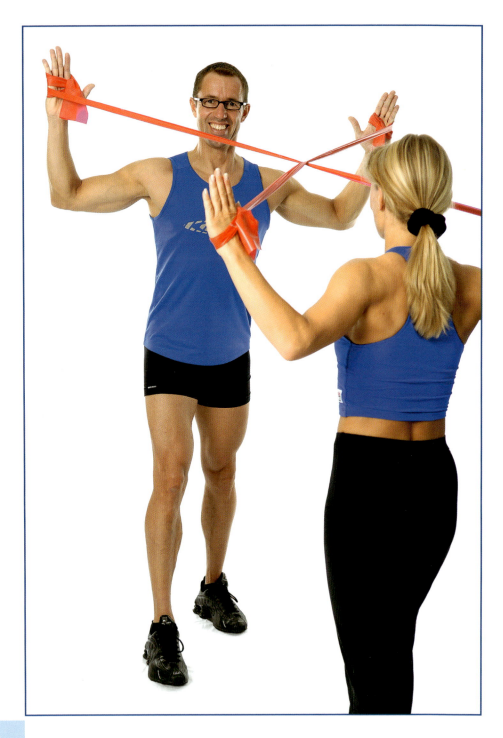

ÜBUNGSABFOLGEN «

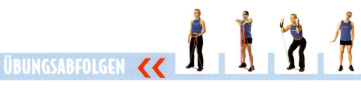

4 Übungsabfolgen für einzelne Körperregionen

Alle Übungen, die nur eine Körperhälfte trainieren, werden nur auf einer Seite beschrieben. Die andere Seite wird genau gegengleich ausgeführt. Dies wird bei den einzelnen Übungen nicht nochmals erwähnt.

4.1 Übungen für die obere Körperhälfte

Assisted Crunch (Bauch) «

Das Übungsband erleichtert die Bewegungsausführung bei dieser Übung und unterstützt den Bewegungsablauf.

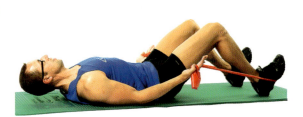

Legen Sie sich mit aufgestellten Beinen und Füßen in Rückenlage. Das Übungsband ist um beide Füße gewickelt. Nehmen Sie die Übungsbandenden und wickeln Sie sie doppelt nach innen.

Richten Sie sich unter Zuhilfenahme der Armbeuger so weit auf, dass Kopf und Schultern vom Boden abheben. Der Kopf bleibt dabei in Verlängerung der Wirbelsäule.

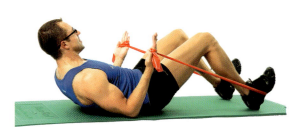

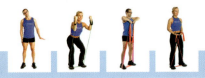

THERA-BAND® UND BODYTRAINER TUBING

Crunch mit Übungsband gegen die Oberschenkel (Bauch)

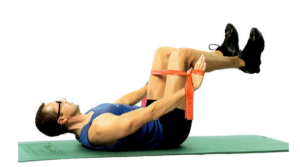

Legen Sie sich auf den Rücken und stellen Sie zunächst die Beine leicht geöffnet auf. Heben Sie nun die Beine mit angewinkelten Knien und Hüften nacheinander an. Die Lendenwirbelsäule kann gegebenenfalls unterlagert werden. Die Unterschenkel stehen parallel zur Unterlage und die Oberschenkel senkrecht. Wickeln Sie das Übungsband doppelt nach außen um die Hände. Halten Sie das zwischen den Händen verbleibende Übungsband breitflächig oberhalb der Knie gegen die Oberschenkel. Die Arme sind fast gestreckt.

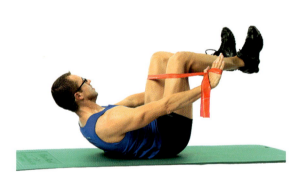

Schieben Sie die Arme mit dem Aufrichten des Oberkörpers seitlich an den Oberschenkeln vorbei und bringen Sie das Übungsband auf leichte Spannung. Der Kopf bleibt in Verlängerung der Wirbelsäule. Es heben Kopf und Schultern vom Boden ab. Beim Aufrichten ausatmen, beim Ablegen einatmen.

ÜBUNGSABFOLGEN

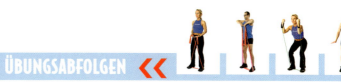

U-Halte im Langsitz (Rücken)

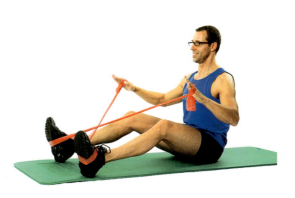

Setzen Sie sich mit leicht gebeugten Knien auf den Boden. Das Becken und die Wirbelsäule befinden sich in einer neutralen Position, gleich der aufrechten Sitzposition auf dem Stuhl oder Gymnastikball. Legen Sie das Übungsband breitflächig und mittig über beide Fußrücken und führen Sie die beiden Bandenden von außen nach innen unter den Sohlen zwischen den Füßen durch und kreuzen das Band 1 x. Die Beine sind leicht geöffnet. Wickeln Sie die Bandenden doppelt von innen nach außen um die Hände und heben Sie die Arme in die U-Halte. In dieser Position sollte eine Vorspannung im Übungsband zu spüren sein.

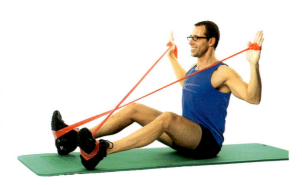

Die Arme werden in U-Halte nach hinten gezogen. Die Bewegung wird durch die Schultern und Schulterblätter geführt. Die Übung erfordert eine hohe Fähigkeit, den ganzen Körper in dieser Position zu fixieren.

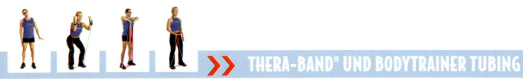

THERA-BAND® UND BODYTRAINER TUBING

U-Halte im Langsitz mit Rotation (Rücken)

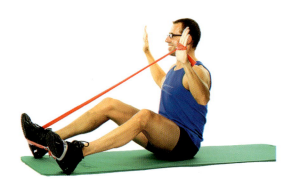

Setzen Sie sich mit leicht gebeugten Knien auf den Boden. Das Becken und die Wirbelsäule sind in einer neutralen Position, gleich der aufrechten Sitzposition auf dem Stuhl oder Gymnastikball. Wickeln Sie ein Bandende von innen nach außen doppelt um den linken Fuß und führen das Übungsband um die andere Fußsohle herum. Nehmen Sie das Bandende in leichte Vorspannung in U-Halte in die linke Hand und halten Sie die freie Hand ohne Übungsband spiegelgleich.

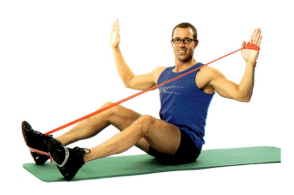

Rotieren Sie den Oberkörper gegen die Bandspannung in die linke Richtung. Halten Sie dabei den Schultergürtel und die Körpermitte in aufrechter Haltung unter Muskelspannung.

Rudern sitzend (Rücken)

Setzen Sie sich mit leicht gebeugten Knien auf den Boden. Das Becken und die Wirbelsäule sind in einer neutralen Position, gleich der aufrechten Sitzposition auf dem Stuhl oder Gymnastikball. Legen Sie das Übungsband breitflächig und mittig über beide Fußrücken und führen Sie die beiden Bandenden von außen nach innen unter den Sohlen zwischen den Füßen durch und kreuzen das Band 1 x. Greifen Sie die Bandenden dicht hinter der Kreuzung, sodass Sie in der aufrechten Sitzhaltung eine leichte Vorspannung im Übungsband spüren.

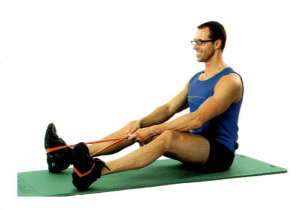

Ziehen Sie die Bandenden in Richtung Bauchnabel, wobei die Ellbogen dicht am Körper vorbeigleiten. Die Bewegung wird geführt durch die Schulterblätter, die sich zur Wirbelsäule bewegen. Unterstützen Sie die Bewegung durch das Heben (Aufrichten) Ihres Brustkorbs.

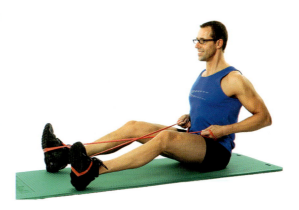

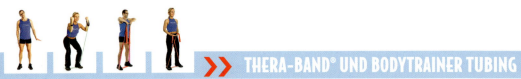

THERA-BAND® UND BODYTRAINER TUBING

» Latissimuszug hinter dem Kopf (Rücken)

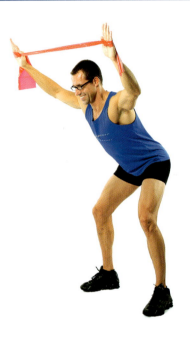

Sie stehen im Parallelstand und greifen die Enden des Übungsbandes und wickeln sie doppelt nach innen um die Hände. Führen Sie die Arme mit leicht gebeugten Ellbogen über den Kopf. Die Handflächen zeigen immer in Blickrichtung. Das Übungsband sollte leicht vorgedehnt sein, wenn die Hände etwas breiter als schulterbreit sind. Die Schultern bleiben tief und entspannt.

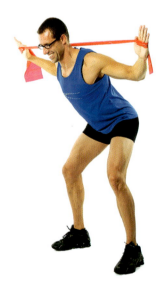

Ziehen Sie nun das Übungsband hinter den Kopf und beschreiben dabei mit den Händen die Form eines geöffneten Regenschirms, den Sie über sich halten. Die Schulterblätter gleiten dabei flach auf dem Brustkorb nach hinten unten. Das Heben des Brustkorbs unterstützt die Bewegung.

ÜBUNGSABFOLGEN

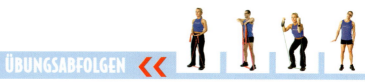

Latissimuszug zur Brust (Rücken, Zwischenschulterblattmuskulatur)

Sie stehen im Parallelstand und greifen die Enden des Übungsbandes und wickeln sie doppelt nach innen um die Hände. Führen Sie die Arme mit leicht gebeugten Ellbogen etwa auf Augenhöhe. Das Übungsband sollte auf leichter Vordehnung sein, wenn die Hände etwas breiter als schulterbreit sind. Die Schultern bleiben tief und entspannt.

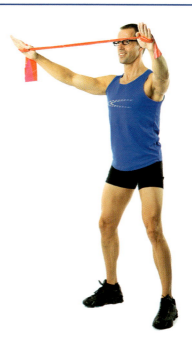

Ziehen Sie das Übungsband zur Brust. Die Schulterblätter gleiten dabei flach auf dem Brustkorb nach hinten unten. Das Heben des Brustkorbs unterstützt die Bewegung.

Dadurch verstärkt sich die Arbeit der Zwischenschulterblattmuskulatur.

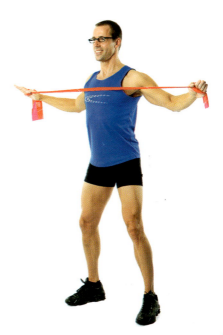

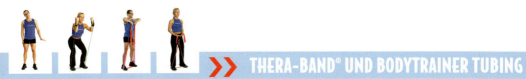

THERA-BAND® UND BODYTRAINER TUBING

Latissimuszug in Bauchlage (Rückenmuskulatur)

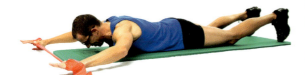

Setzen Sie sich auf eine Matte und wickeln das Übungsband schulterbreit doppelt nach außen um die Hände. Gehen Sie in Bauchlage. Die Füße sind aufgestellt. Das Übungsband wird in U-Halte gehalten. Die Arme sind parallel zum Boden und der Kopf wird in Verlängerung der Wirbelsäule gehalten.

Ziehen Sie das Übungsband hinter den Kopf. Dabei gleiten die Schulterblätter nach hinten unten.

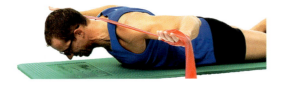

ÜBUNGSABFOLGEN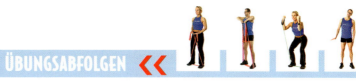

Zwischenschulterblattmuskulatur im Vierfüßlerstand

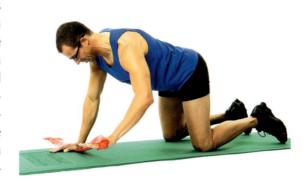

Wickeln Sie ein Ende des Übungsbandes von innen nach außen doppelt um die rechte Hand. Gehen Sie in den Vierfüßlerstand und stützen Sie sich mit der linken Hand auf das breitflächig auf den Boden gelegte Übungsband. Die Ellbogen befinden sich leicht gebeugt senkrecht unter den Schultern. Die Knie stehen mit leicht geöffneten Beinen senkrecht unter den Hüftgelenken. Die Unterschenkel liegen auf der Unterlage auf. Die Wirbelsäule wird in ihrer natürlich geschwungenen Position gehalten und durch leichte Bauch- und Gesäßspannung fixiert. Der Kopf bleibt in Verlängerung der Wirbelsäule. Der Brustkorb bleibt stabil zwischen den beiden Schultern.

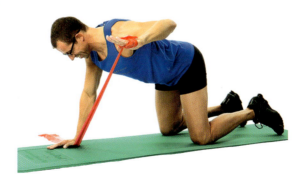

Halten Sie den Körper stabil und führen Sie den Arm gegen den Widerstand des Übungsbandes in die einseitige U-Halte neben den Körper. Sie spüren dabei, wie das Schulterblatt der arbeitenden Seite zur Wirbelsäule gleitet. Der Arm wird seitlich nur so weit hochgehoben, wie sich die Ausgangsstellung beibehalten lässt.

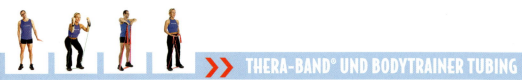

THERA-BAND® UND BODYTRAINER TUBING

Außenrotation in Rückenlage (Schultermuskulatur)

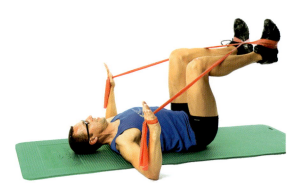

Setzen Sie sich mit leicht gebeugten Knien auf den Boden. Legen Sie das Übungsband breitflächig und mittig über beide Fußrücken und führen Sie die beiden Bandenden von außen nach innen unter den Sohlen zwischen den Füßen durch und kreuzen Sie das Band 1 x. Wickeln Sie die Bandenden doppelt von innen nach außen um die Hände und legen Sie sich auf den Rücken. Nehmen Sie die leicht geöffneten Beine mit angewinkelten Hüften und Knien nach oben und stellen Sie die Oberarme (U-Halte) neben der Brust auf der Unterlage auf. Die Handflächen zeigen zu den Füßen.

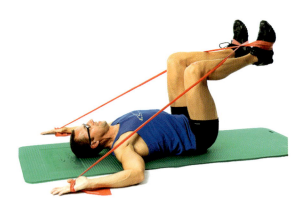

Legen Sie die Unterarme gegen den Widerstand des Bandes so weit wie möglich nach oben ab. Die Ellbogen bleiben während des gesamten Bewegungsablaufs auf der Unterlage fixiert. Kommen Sie langsam in die Ausgangsposition zurück.

ÜBUNGSABFOLGEN

Rudern im Parallelstand (Nacken, Schultern)

Sie stehen im Parallelstand mittig auf dem Übungsband. Legen Sie die Bandenden so übereinander, dass das Übungsband eine große Schlaufe bildet. Greifen Sie um beide Bandenden fest herum, um die Schlaufe geschlossen zu halten. Das Band wird in Hüfthöhe mit leicht gebeugten Ellbogen in Vorspannung gehalten.

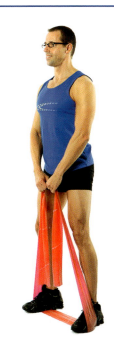

Ziehen Sie das Übungsband dicht vor dem Körper bis auf Brusthöhe. Diese Bewegung führen die Ellbogen aus, die sich immer über Handhöhe befinden. Die Schultern bleiben tief. Die bewusste Brustkorbhebung unterstützt die korrekte Ausführung.

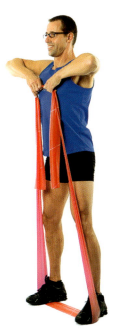

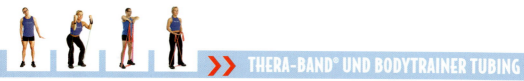

THERA-BAND® UND BODYTRAINER TUBING

» Seitheben im Stehen (Schultermuskulatur)

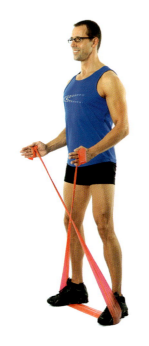

Stellen Sie sich mittig und etwa schulterbreit mit beiden Füßen auf das Übungsband. Die Knie bleiben leicht gebeugt. Wickeln Sie die Bandenden doppelt von innen nach außen um die Hände. Die Arme sind im Ellbogen angewinkelt und befinden sich neben dem Körper. Das Band ist in dieser Position auf Vorspannung.

Führen Sie die angewinkelten Arme neben dem Körper bis auf Schulterhöhe. Die Handrücken zeigen dabei nach oben. Die Hände und Ellbogen bleiben während der ganzen Übung auf gleicher Höhe.

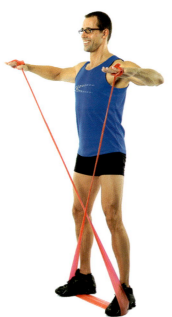

Variation:

Um die Außenrotatoren der Schulter noch stärker zu trainieren, können in der Endposition die Unterarme in eine senkrechte Position rotiert werden. Die Oberarme verbleiben in ihrer horizontalen Position.

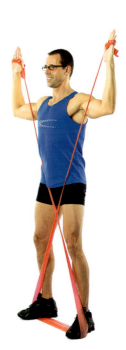

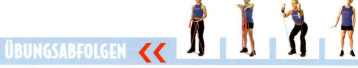

ÜBUNGSABFOLGEN

Brustdrücken (Brust, Trizeps)

Führen Sie im Stand das Übungsband in Brusthöhe hinter dem Rücken durch, sodass die beiden Enden unter den Armen nach vorn verlaufen. Wickeln Sie das Übungsband doppelt von innen nach außen um die Hände. In der Ausgangsposition befinden sich die Hände dicht vor den Schultern und die Ellbogen sind erhoben.

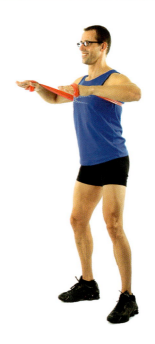

Drücken Sie das Übungsband auf Brusthöhe vor den Körper, bis die Ellbogen fast gestreckt sind. Die Schultern bleiben tief.

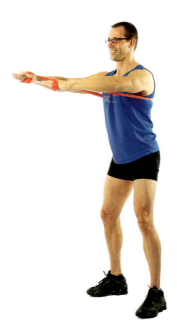

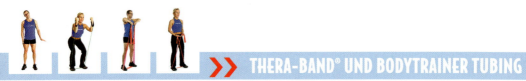

THERA-BAND® UND BODYTRAINER TUBING

Liegestütze mit Übungsband – Gesundheitsliegestütze (Brust, Trizeps, Schultern)

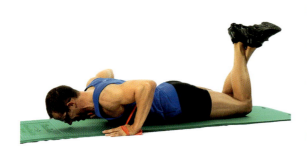

Führen Sie im Stand das Übungsband in Brusthöhe hinter dem Rücken durch, sodass die beiden Enden unter den Armen nach vorn verlaufen. Wickeln Sie das Übungsband doppelt von innen nach außen um die Hände. Gehen Sie in Bauchlage und kreuzen Sie die angewinkelten Beine, sodass sie oberhalb der Kniescheiben aufliegen. Setzen Sie die Hände neben dem Brustkorb auf und drücken Sie sich unter Rumpfstabilisierung leicht vom Boden ab. Dabei bilden Kopf, Oberkörper und Oberschenkel eine Linie.

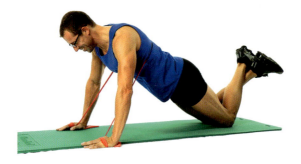

Drücken Sie sich vom Boden weg, bis die Arme fast gestreckt sind. Halten Sie während der gesamten Übung die Körpermitte stabil. Atmen Sie weiter.

ÜBUNGSABFOLGEN

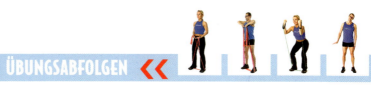

Klassische Liegestütze mit Übungsband
(Brust, Trizeps, Schultern, Ganzkörperspannung)

Führen Sie im Stand das Übungsband in Brusthöhe hinter dem Rücken durch, sodass die beiden Enden unter den Armen nach vorn verlaufen. Wickeln Sie das Übungsband doppelt von innen nach außen um die Hände. Gehen Sie in Bauchlage und stellen Sie die Fußspitzen auf. Setzen Sie die Hände neben dem Brustkorb auf und bauen Sie Körperspannung auf.

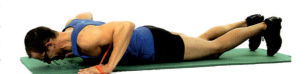

Drücken Sie sich vom Boden ab, bis die Ellbogen fast gestreckt sind. Dabei bilden Kopf, Oberkörper und Beine eine Linie.

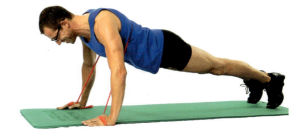

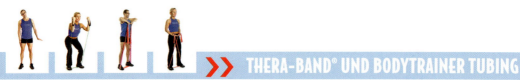

THERA-BAND® UND BODYTRAINER TUBING

Trizeps einarmig hinter dem Kopf

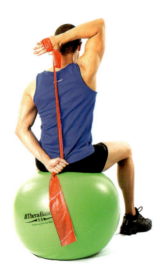

Diese Übung kann sowohl im Stehen als auch im Sitzen durchgeführt werden. Wickeln Sie ein Ende des Übungsbandes von innen nach außen doppelt um die rechte Hand. Heben Sie den rechten Arm angewinkelt neben den Kopf. Der Ellbogen zeigt in Blickrichtung. Greifen Sie mit der anderen Hand das hinter dem Rücken herabhängende Bandende fest.

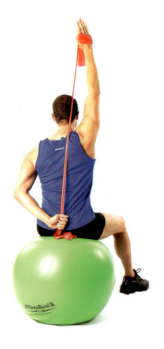

Strecken Sie den rechten Arm über den Kopf, indem Sie nur den Unterarm nach oben strecken.

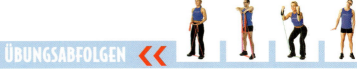

ÜBUNGSABFOLGEN

Trizeps beidarmig im Stehen

Stehen Sie im Parallelstand und wickeln Sie das Übungsband schulterbreit doppelt nach außen um die Hände. Heben Sie die Arme in U-Halte neben den Kopf. Die Arme sind bei entspannten Schultern in der Horizontalen und die Ellbogen etwa rechtwinklig. Das Übungsband ist in dieser Position in Vordehnung.

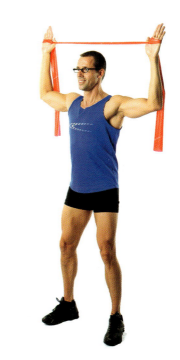

Strecken Sie die Unterarme seitlich neben den Körper. Ober- und Unterarme bilden eine Linie. Das Übungsband bewegt sich dabei hinter den Kopf.

Beim Zurückführen der Unterarme in die rechtwinklige Ausgangsposition verbleiben die Ellbogen in ihrer Position.

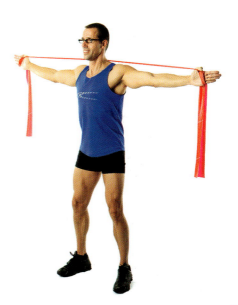

Trizeps einarmig

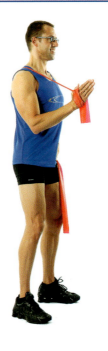

Sie stehen im Parallelstand und wickeln ein Ende des Übungsbandes doppelt nach außen um die rechte Hand. Winkeln Sie den rechten Ellbogen an und halten ihn in Körpernähe. Das Band verläuft zwischen Daumen und Zeigefinger. Legen Sie den Rest des Übungsbandes breitflächig über die rechte Schulter. Führen Sie das Band hinter dem Rücken zur linken Hand, die das Band greift und sich auf der Taille abstützt. In dieser Position befindet sich das Übungsband auf Vorspannung.

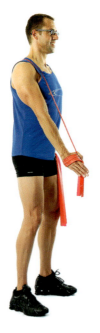

Strecken Sie den rechten Arm, ohne dabei die Position des Ellbogens zu verändern.

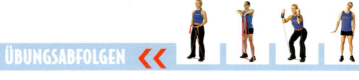

ÜBUNGSABFOLGEN

Bizeps Curl in Schrittstellung (Armbeuger)

Machen Sie einen kleinen Schritt nach hinten. Dabei stehen Ihre Beine sicher hüftbreit auseinander. Ihr Gewicht ist etwas stärker auf das vordere gebeugte Bein verlagert. Legen Sie das Übungsband mittig unter den vorderen Fuß und greifen die Enden des Übungsbandes und wickeln Sie sie doppelt nach innen um die Hände. Die Ellbogen bleiben leicht gebeugt und dicht neben dem Körper und die Handflächen zeigen zueinander. Das Übungsband ist in dieser Position auf Vordehnung.

Beugen Sie nun die Arme gegen den Widerstand des Bandes, während Sie gleichzeitig die Unterarme auswärts drehen. In der Endposition zeigen die Handflächen nach oben. Der Rest des Körpers bleibt bei der Armbewegung stabil in der Ausgangsposition.

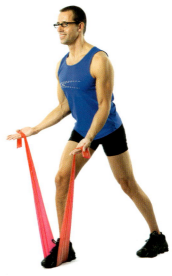

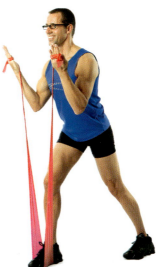

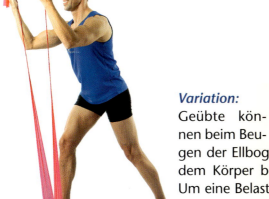

Variation:
Geübte können beim Beugen der Ellbogen die Arme noch parallel vor dem Körper bis auf Schulterhöhe anheben. Um eine Belastung der Lendenwirbelsäule zu vermeiden, muss das Körpergewicht auf dem vorderen Bein verbleiben.

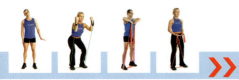

>> **THERA-BAND® UND BODYTRAINER TUBING**

4.2 Übungen für die untere Körperhälfte

>> **Abduktion in Seitlage**

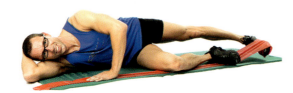

Fixieren Sie das Übungsband am rechten Fuß. Legen Sie das Band dazu über den Fußrücken, sodass ein kurzes Bandende von der Fußaußenseite unter die Sohle gelegt werden kann. Wickeln Sie das Band von innen nach außen doppelt um den Fuß und halten das Band mit der rechten Hand auf leichter Spannung. Legen Sie sich auf Ihre rechte Seite und legen Sie das in Knie und Hüfte gebeugte untere rechte Bein auf das Übungsband. Das Übungsband ist durch den liegenden Oberschenkel und die Fußkante fixiert. Die Hüftgelenke liegen übereinander und die linke Hand stützt den Körper vor der Brust ab und fixiert zusätzlich das Übungsband. Der Kopf liegt auf der Schulter des erhobenen Arms.

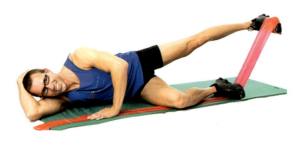

Heben Sie das obere Bein fast gestreckt gegen den Widerstand des Bandes. Das Bein wird nur so hoch gehoben, wie das Knie und die Fußspitze in die vor den Körper zeigende Position bleiben kann. So wird eine Rotation in der Wirbelsäule vermieden.

ÜBUNGSABFOLGEN «

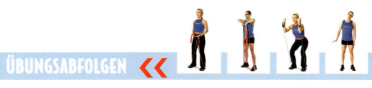

Detailansicht der Fußwicklung «

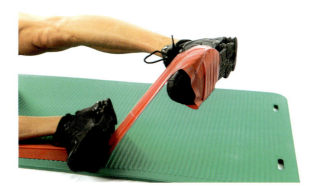

Variation:
Wird die Übung zu intensiv, kann mit dem Band während der Übung nachgegeben werden oder gegebenenfalls vorsichtig losgelassen werden.

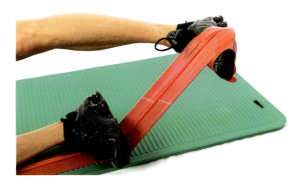

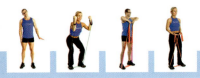

THERA-BAND® UND BODYTRAINER TUBING

Adduktion in Seitlage

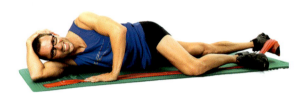

Fixieren Sie das Übungsband am rechten Fuß. Legen Sie das Band dazu über den Fußrücken, sodass ein kurzes Bandende zwischen den Füßen unter die Sohle gelegt werden kann. Wickeln Sie das Band von außen nach innen doppelt um den Fuß und halten Sie das Band mit der rechten Hand auf leichter Spannung, damit die Wicklung fixiert bleibt. Legen Sie sich auf ihre rechte Seite und legen Sie das in Hüfte und Knie gebeugte obere linke Bein auf das Übungsband. Das Übungsband ist durch die liegende Oberschenkelinnenseite und Fußkante fixiert. Die Hüftgelenke liegen übereinander und die linke Hand stützt vor der Brust ab und fixiert zusätzlich das Übungsband. Der Kopf liegt auf der Schulter des erhobenen Arms.

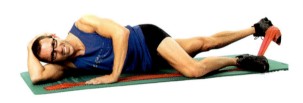

Heben Sie das untere, fast gestreckte Bein gegen den Widerstand des Bandes. Das Bein wird nur so hoch gehoben, wie ein Rotieren in der Wirbelsäule vermieden werden kann.

ÜBUNGSABFOLGEN

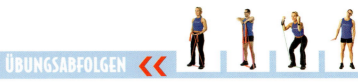

Kniebeuge in frontaler Position (Beine, unterer Rücken)

Sie halten das Übungsband in etwas breiter als schulterbreit geöffnetem Parallelstand mittig unter den Füßen. Sie greifen die Enden des Übungsbandes und wickeln sie doppelt nach außen um die Hände. Gehen Sie nun in eine Kniebeuge. Die Knie bleiben dabei über den Füßen und hinter den Fußspitzen. Das Gesäß weicht nach hinten aus. Solange der Rücken in seiner neutral geschwungenen Position bleibt, ist eine leichte Vorbeugung erlaubt. Falten Sie die Hände vor der Brust, indem Sie die Arme zwischen das Übungsband führen. In dieser Position ist eine leichte Vorspannung des Bandes zu spüren, der durch aktives Gegenhalten unter Anspannung der unteren Rückenmuskulatur in die aufrechte Körperhaltung entgegengewirkt werden muss.

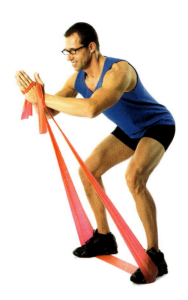

Strecken Sie nun die Beine fast durch und richten Sie gleichzeitig den Oberkörper gegen den Widerstand des Bandes auf.

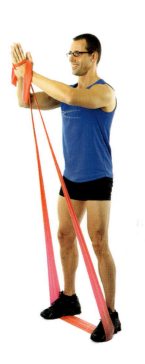

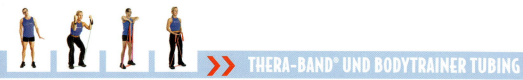

THERA-BAND® UND BODYTRAINER TUBING

Bridging einbeinig (Po, Oberschenkel hinten, unterer Rücken)

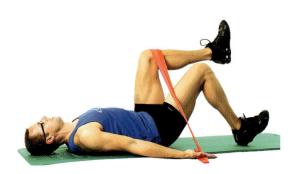

Legen Sie sich in Rückenlage und stellen beide Beine auf. Heben Sie ein Bein an. Hüfte und Knie sind etwa rechtwinklig. Legen Sie das Übungsband breitflächig und mittig unterhalb der Kniescheibe über das erhobene Bein. Wickeln Sie das Übungsband von innen nach außen um die Hände. Legen Sie die Arme neben den Körper. Die Handflächen zeigen nach oben. Das Band ist in dieser Position auf Vordehnung.

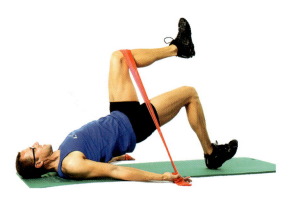

Heben Sie das Gesäß vom Boden ab und drücken Sie mit dem Knie gegen den Widerstand des Bandes. Die Arme werden dabei aktiv am Boden gehalten. Der Körper wird nur so weit angehoben, bis Oberkörper und der Oberschenkel des aufgestellten Beins in einer Linie sind.

ÜBUNGSABFOLGEN

Kniebeuge mit Rotation (Beine, Po, Rückenstrecker)

Stellen Sie sich mittig mit dem linken Fuß auf das Übungsband. Greifen Sie die beiden Enden auf Hüfthöhe und wickeln Sie die Enden um eine Hand. Mit der anderen Hand zusätzlich um die Übungsbandenden greifen. Stellen Sie sich in einen breiten Parallelstand und gehen Sie in die Kniebeuge. Rotieren Sie den Oberkörper, sodass das vorgespannte Übungsband sich vor dem linken Knie befindet. Der Oberkörper ist aufgerichtet.

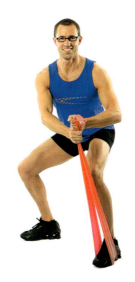

Strecken Sie die Beine und bewegen Sie sich gleichzeitig mit einer Rotationsbewegung der Wirbelsäule zur gegenüberliegenden Seite. Die Bewegung endet, wenn Sie sich mit den fast gestreckten Armen über dem rechten Bein befinden. Eine aufgerichtete Wirbelsäule wird während der gesamten Übung beibehalten. Die Hauptkraft wird durch die Beinmuskulatur und die untere Rückenmuskulatur erbracht.

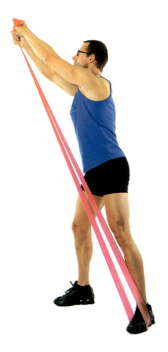

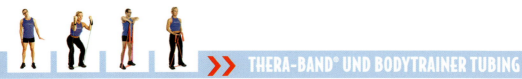

THERA-BAND® UND BODYTRAINER TUBING

» Leiterübung (Waden, Abduktoren, globale Beinspannung)

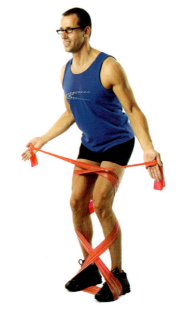

Stellen Sie sich im hüftbreiten Stand mittig auf das Übungsband und kreuzen es vor den Schienbeinen. Führen Sie die Bandenden um die Waden nach hinten und kreuzen Sie das Übungsband abermals, um die Enden wieder vor den Körper zu führen, wo sie letztmals gekreuzt werden. Wickeln Sie die Bandenden doppelt nach außen um die Hände. Gehen Sie in eine leichte Kniebeuge und rotieren Sie die Arme leicht nach außen.

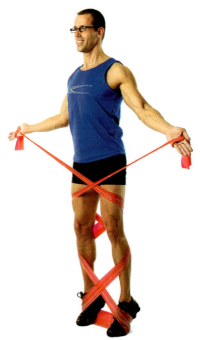

Strecken Sie die Beine und gehen Sie auf die Fußspitzen, während Sie gleichzeitig die Arme öffnen und in Außenrotation bringen.

4.3 Anregungen für Partnerübungen

Alle hier beschriebenen Partnerübungen können auch als Individualübungen ausgeführt werden, indem das Übungsband mittels eines Thera-Band®-Türankers oder -Assists in der entsprechenden Höhe an einer Tür oder z. B. Sprossenwand befestigt wird.

Partnerübungen, von denen hier nur eine Auswahl folgt, bieten viele Vorteile:

- Es erfolgen Widerstände aus Richtungen, die beim Individualtraining nicht möglich sind. Dadurch wird immer eine Stabilisation der Körpermitte erforderlich. Ein Training der rumpfstabilisierenden Muskulatur erfolgt somit bei jeder Partnerübung im Stehen und auch in vielen anderen Körperlagen. Eine aufrechte Körperhaltung ist somit Grundbedingung für alle Partnerübungen.

- Die koordinative Anforderung ist erhöht, da die Partner sich auf ihr Gegenüber einstellen müssen.

- Ein Partnertraining ist kommunikativer als ein Individualtraining und erhöht die Motivation.

- Die Partner kontrollieren und sichern gegenseitig ihre Körperhaltung.

- Es kann durch einen größeren Partnerabstand die volle Länge des Übungsbandes genutzt werden. Dadurch bleibt der Widerstand über den ganzen Bewegungsablauf gleichmäßiger und steigt nicht so stark an wie bei kurzer Bandlänge.

- Der Übungspool, aus dem ausgewählt werden kann, erweitert sich.

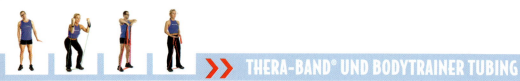

THERA-BAND® UND BODYTRAINER TUBING

 Partner-Bauch-Crunch

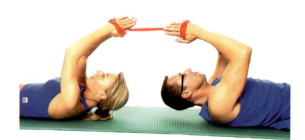

Die Partner legen sich in Rückenlage mit den Köpfen zueinander und stellen die Beine auf. Beide Partner wickeln jeweils ein Bandende doppelt nach außen um eine Hand und falten die Hände mit angewinkelten Ellbogen vor dem Gesicht. In dieser Position befindet sich das Übungsband auf Vorspannung.

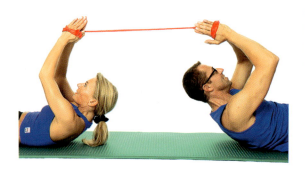

Beide heben gleichzeitig im Block den Oberkörper leicht an. Halten Sie den Kopf in Verlängerung der Wirbelsäule.

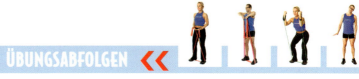

ÜBUNGSABFOLGEN

Variation zum Training der seitlichen Bauchmuskulatur

Gehen Sie mit Ihrem Partner in die oben beschriebene Ausgangsposition.

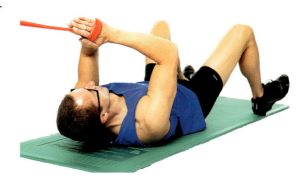

Beide heben gleichzeitig im Block den Oberkörper leicht an und rotieren ihn zu ihrer linken Seite. Der Kopf verbleibt in Verlängerung der Wirbelsäule.

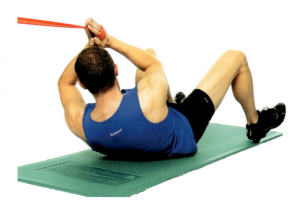

THERA-BAND® UND BODYTRAINER TUBING

>> Ziehen in der U-Halte (Rücken)

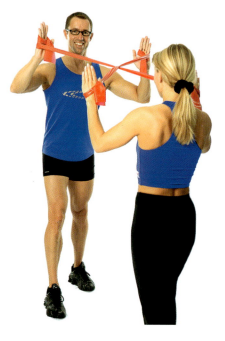

Haken Sie die beiden Übungsbänder ineinander und stellen Sie sich in Schrittstellung gegenüber. Beide haben das gleiche Bein vorn stehen.

Als Individualübung kann das Übungsband auch mittels eines Assists an der Tür oder durch eine Schlaufe an einer festen Vorrichtung in Brusthöhe befestigt werden. Das Körpergewicht ist leicht auf das vordere gebeugte Bein verlagert. Greifen Sie die Enden des Übungsbandes und wickeln Sie diese doppelt nach innen um die Hände und heben die Arme in die U-Halte. Wählen Sie den Abstand so, dass das Übungsband in leichter Vorspannung ist und die Arme sich noch vor dem Körper befinden.

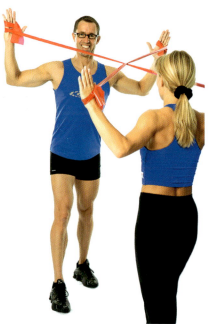

Die Arme werden in U-Halte nach hinten gezogen, wobei die Bewegung durch die Schultern und Schulterblätter geführt wird. Die Aufrichtung des Brustkorbs unterstützt diese Bewegung. Um eine Hohlkreuzstellung zu vermeiden, verbleibt das Körpergewicht hauptsächlich auf dem vorderen Bein.

ÜBUNGSABFOLGEN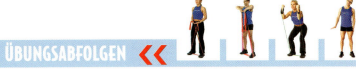

Retroversion im Stehen (Rücken)

Haken Sie beide Übungsbänder ineinander und stellen Sie sich Ihrem Partner in Schrittstellung gegenüber. Beide haben das gleiche Bein vorn stehen.

Als Individualübung kann das Übungsband auch mittels eines Assists an der Tür oder durch eine Schlaufe an einer festen Vorrichtung befestigt werden.

Greifen Sie die Enden des Übungsbandes und wickeln Sie sie doppelt nach innen um die Hände. Gehen Sie so weit nach hinten, bis auf Hüfthöhe eine Vorspannung des Übungsbandes erreicht ist. Ihre Hände sind mit den Handflächen zum Partner geöffnet. Das Körpergewicht liegt leicht auf dem vorderen gebeugten Bein.

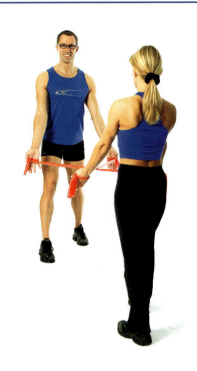

Führen Sie die fast gestreckten Arme gleichzeitig seitlich am Körper vorbei. Dabei rotieren die Arme leicht nach außen.

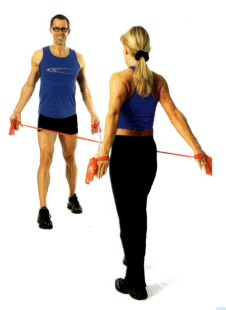

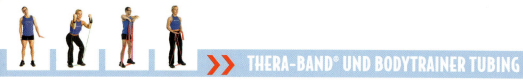

THERA-BAND® UND BODYTRAINER TUBING

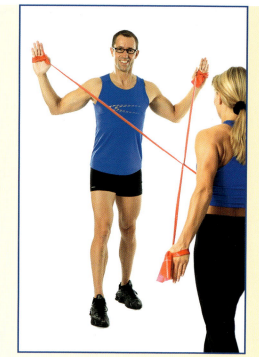

Variation:
„Partnerübung Retroversion" und „Partnerübung Ziehen in der U-Halte" können variiert werden, indem sie abwechselnd oder über Kreuz einseitig durchgeführt werden.

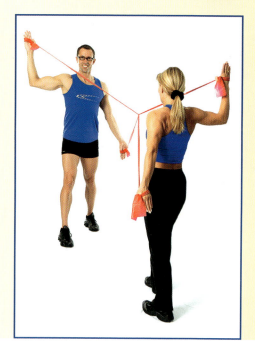

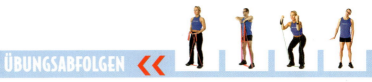

ÜBUNGSABFOLGEN

Partnerübung Bauch (Bauchmuskulatur, Ganzkörperspannung)

Beide Partner stehen im Abstand von ca. 2 m im weit geöffneten Parallelstand nebeneinander. Sie halten jeweils ein Ende des Übungsbandes etwa auf Brusthöhe. Die Arme sind mit leicht gebeugtem Ellbogen und durch Muskelspannung fest mit dem Oberkörper verbunden.

In der Startposition ist der Oberkörper so zum Partner hingedreht, dass die Hände und der Oberkörper mittig über dem zum Partner gewandten Bein steht.

Beide Partner drehen gleichzeitig den Oberkörper mit den Armen im Block, bis die Oberkörpermitte und die davorliegenden Hände über dem anderen Bein ankommen.

Um ein Mitdrehen des Unterkörpers zu vermeiden, kann die Übung auch erst einmal im Sitzen durchgeführt werden.

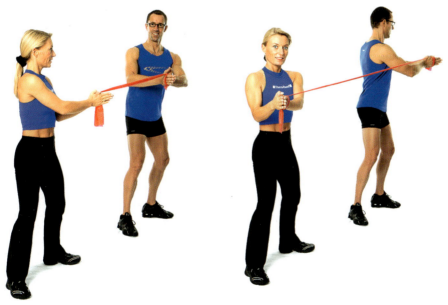

Bemerkung:
Weiter geöffnete Beine erlauben einen größeren funktionellen Bewegungsradius. Die Hüften und Beine bleiben während des gesamten Bewegungsablaufs stabil in der Ausgangsposition. Die Bewegung findet im Oberkörper statt.

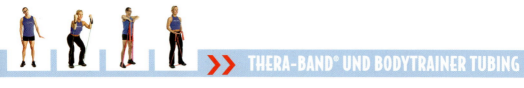 **THERA-BAND® UND BODYTRAINER TUBING**

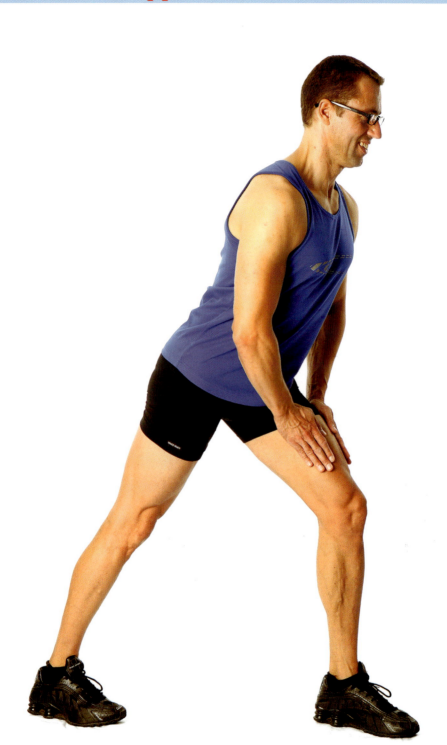

DEHNPOSITIONEN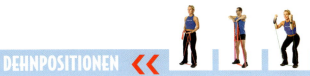

5 Dehnpositionen für die einzelnen Muskelgruppen

Nehmen Sie alle Dehnpositionen langsam ein, bis Sie eine angenehme Spannung spüren. Ein leichtes Ziehen ist erlaubt, vermeiden Sie jedoch Schmerzen.

Wenn Sie die Übungen nach dem Training mit dem Übungsband oder Bodytrainer Tubing durchführen, halten Sie die Positionen für etwa 10 Sekunden und lösen Sie sie wieder, um eine Durchblutung zu gewährleisten, die für die Regeneration wichtig ist. Wiederholen Sie diese Übungen mehrmals mit jeweils kurzen Pausen.

Sollten Sie die Übungen unabhängig von Ihrem Kräftigungstraining durchführen, wärmen Sie sich vorher gut auf. Die Dehnpositionen können dann für etwa 30 Sekunden eingenommen werden und dann auch mehrmals wiederholt werden.

Alle einseitigen Übungen werden gegengleich auf der anderen Seite wiederholt, ohne dass dies ausdrücklich in den Übungsbeschreibungen erwähnt wird.

Oberschenkelrückseite

Gehen Sie in die Rückenlage und stellen Sie beide Beine auf. Greifen Sie mit beiden Händen einen Oberschenkel oberhalb des Knies und ziehen Sie das fast gestreckte Bein in Richtung Oberkörper.

Soll die Wade mitgedehnt werden, ziehen Sie zusätzlich die Fußspitze zum Schienbein.

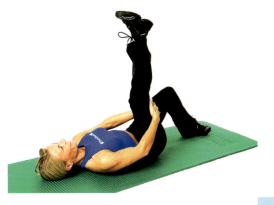

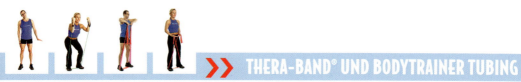

THERA-BAND® UND BODYTRAINER TUBING

›› Oberschenkelvorderseite

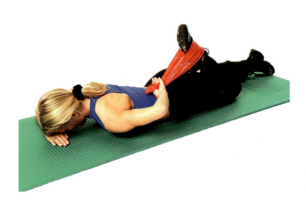

Gehen Sie in die Bauchlage und beugen Sie ein Knie. Greifen Sie einen Unterschenkel oberhalb des Sprunggelenks oder führen Sie ein Übungsband oder Handtuch um den Fuß. Ziehen Sie die Ferse Richtung Gesäß. Der Kopf bleibt auf der Unterlage oder der aufgelegten Hand liegen. Die Knie verbleiben parallel. Die Hüfte aktiv zum Boden bewegen.

›› Seitliche Nackenmuskulatur

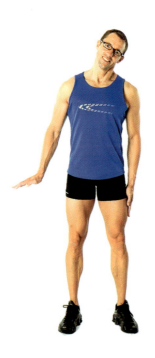

Stehen Sie in aufrechter Körperhaltung. Der Kopf ist in Verlängerung der Wirbelsäule. Neigen Sie den Kopf, ohne ihn dabei zu rotieren, zur Seite. Schieben Sie den gegenüberliegenden Arme Richtung Boden, bis Sie eine angenehme Spannung im seitlichen Nacken spüren.

DEHNPOSITIONEN

Gesäß

Gehen Sie in die Rückenlage und stellen Sie beide Beine auf. Greifen Sie mit beiden Händen unterhalb der Knie die Unterschenkel und ziehen Sie sie dicht zur Brust heran.

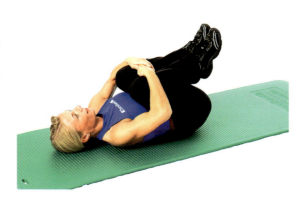

Hintere Hüftmuskulatur

Setzen Sie sich in den Langsitz auf den Boden. Stellen Sie ein Bein gebeugt über das andere Bein, sodass der Fuß etwa auf Kniehöhe aufsetzt. Ziehen Sie mit beiden Händen das Knie des aufgestellten Beins zur gegenüberliegenden Schulter. Kommen Sie mit der Schulter unter Aufrichtung des Oberkörpers dem Knie entgegen.

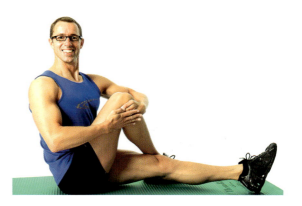

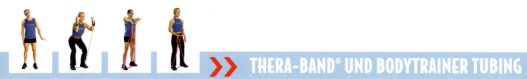

THERA-BAND® UND BODYTRAINER TUBING

» Oberschenkelinnenseite

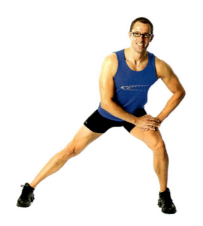

Stehen Sie im breiten Parallelstand. Die Fußspitzen zeigen beide nach vorn. Verlagern Sie das Gewicht auf ein Bein und beugen Sie auf dieser Seite das Knie. Das andere Bein bleibt gestreckt. Mit beiden Händen auf dem Oberschenkel abstützen. Das Knie des gebeugten Beins verbleibt über dem Fuß.

» Wadenmuskulatur

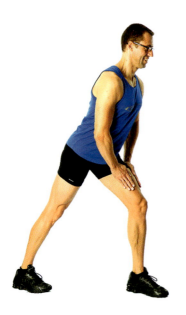

Stehen Sie in Schrittstellung. Die Füße bleiben auch in Schrittstellung in Hüftgelenkbreite stehen. Verlagern Sie Ihr Körpergewicht auf das vordere Bein und stützen Sie sich auf dem Oberschenkel ab. Das vordere Knie bleibt über dem Fuß stehen. Der hintere Fuß verbleibt mit der Ferse am Boden und zeigt nach vorn.

DEHNPOSITIONEN

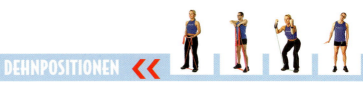

Flankendehnung

Stehen Sie in aufrechter Körperhaltung. Der Kopf ist in Verlängerung der Wirbelsäule. Stützen Sie sich mit einer Hand in der Taille ab und nehmen Sie den gegenüberliegenden Arm nach oben und neigen Sie sich zur Seite. Bei dieser Übung sollte auf eine „saubere" Seitneigung ohne Rotation in der Wirbelsäule geachtet werden.

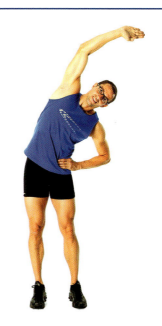

Brustmuskulatur

Stehen Sie in aufrechter Körperhaltung. Heben Sie die Arme angewinkelt in die U-Halte. Die Ellbogen sind etwa auf Schulterhöhe. Führen Sie die Arme unter Bauchspannung nach hinten.

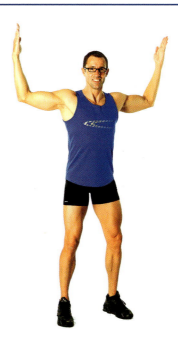

THERA-BAND® UND BODYTRAINER TUBING

Oberarmhinterseite

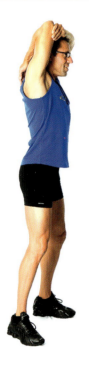

Stehen Sie in aufrechter Körperhaltung. Nehmen Sie einen Arm zur Seite hoch und führen die Hand hinter den Kopf in Richtung Schulterblätter. Greifen Sie mit der gegenüberliegenden Hand an den Ellbogen des erhobenen Arms und schieben den Arm sanft nach hinten unten.

Entspannung und Entlastung der Rückenmuskulatur

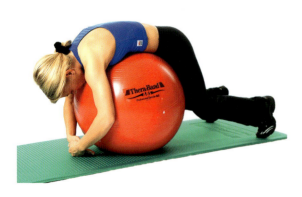

Legen Sie sich in Bauchlage auf einen Gymnastikball und stellen Sie die Fußspitzen auf. Übergeben Sie Ihr ganzes Körpergewicht dem Ball, sodass Ihr Rücken sich rundet.

DEHNPOSITIONEN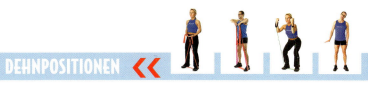

Bauch- und Brustmuskulatur

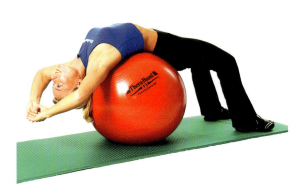

Setzen Sie sich auf einen Gymnastikball und rollen mit dem Gesäß nach vorn, bis der Ball die Lendenwirbelsäule abstützt. Legen Sie den Oberkörper, indem Sie weiter nach vorn rollen, nach hinten über den Ball ab. Strecken Sie Ihre Arme nach hinten und übergeben Sie diese der Schwerkraft.

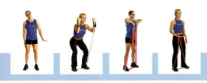

6 Glossar

Abduktoren — Beinabspreizmuskeln

Adduktoren — Beinanziehermuskeln

Agonist — einer von paarwirkenden Muskeln, der eine bestimmte, dem Antagonisten entgegengesetzte Bewegung ausführt.

Antagonist — Gegenspieler; Muskel, der eine bestimmte dem Agonisten entgegengesetzte Bewegung ausführt.

Bizeps — umgangssprachliche Bezeichnung für Musculus biceps bracii oder die Gruppe der Armbeuger im Allgemeinen

Borg-Skala — siehe RPE

Bridging — bedeutet so viel wie eine Brücke bauen; eine Grundübung aus der Rückenlage mit aufgestellten Beinen, bei der das Gesäß angehoben wird.

Crunch — Bauchmuskelübung, bei der der Bauch isoliert angespannt wird und nur die Schultern abheben; im Gegensatz dazu Situp, bei dem die Füße fixiert werden und der ganze Oberkörper mithilfe der Hüftbeuger abgehoben wird.

Ein-Satz-Training — Training, bei dem pro Übung nur ein Satz durchgeführt wird.

GLOSSAR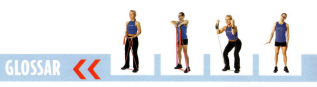

Exercise — Übung, Bewegung

Kombinationsübung — gleichzeitige Bewegungsdurchführung von mindestens zwei Bewegungen, die hier zu einer Übung verbunden werden.

Latissimus — kurz für Musculus latissimus dorsi, der breite Rückenmuskel, der die V-Form des Rückens ausmacht.

Mehr-Satz-Training — pro Übung werden zwei oder mehr Sätze durchgeführt, bevor die nächste Übung ausgeführt wird.

Progressiv — zunehmend, linear ansteigend

Retroversion — Zurückführen (nach hinten) eines Arms oder Beins

RPE — Rating of Perceived Exertion, Skala zur Erfassung des subjektiven Anstrengungsempfindens

Satz — gibt an, wie viele Wiederholungen derselben Übung durchgeführt werden; Sätze grenzen sich durch Pausen ab.

Superkompensation — Modell zur Erklärung von Anpassungserscheinungen auf Trainingsreize

Trizeps — kurz für Musculus triceps bracii, Armstrecker

Zirkeltraining — Kreistraining

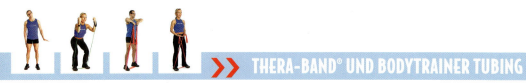

7 Literatur

Albrecht, K. (2006). *Funktionelles Training mit dem großen Ball.* Stuttgart, Haug.

Baur, C. & Thurner B. (2000). *Trainingsprogramm Bauch – Beine – Po.* München, Midena.

Boeckh-Behrens, W.-U. & Buskies, W. (1996). *Gesundheitsorientiertes Fitnesstraining Band 1.* Lüneburg: Wehdemeier & Pusch.

Boeckh-Behrens, W.-U. & Buskies, W. (2002). *Gesundheitsorientiertes Fitnesstraining.* Lüneburg: Wehdemeier & Pusch.

Buskies, W. (1999). *Sanftes Krafttraining.* Köln: Sport und Buch Strauß.

Ehlenz, H., Grosser, M. & Zimmermann, E. (1998). *Krafttraining.* München: BLV.

Geiger, U. & Schmid, C. (2004). *Muskeltraining mit dem Thera-Band.* München: BLV.

Kempf, D.-D. & Lowis A. (2002). *Fit und Schön mit dem Thera-Band.* Reinbek: rororo.

Kempf, D.-D. & Strack, A. (1999). *Krafttraining mit dem Thera-Band.* Reinbek: rororo.

Knebel, K.-P. (1992). *Funktionsgymnastik.* Reinbek: rororo.

Oettinger B. & T. (2002). *Funktionelle Gymnastik.* Schorndorf: Verlag Karl Hofmann.

Page, P. (2006). *Resistance band & tubing.* Instruction manual. Akron: Hygenic Corporation.

Rock, C.-M. & Petak-Krueger, S. (1993). *Thera-Band Grundübungen.* Zürich: Dr. Brügger-Institut GmbH.

Wnuck, A. (1999). *Bodytrainer Tubing.* Reinbek: rororo.